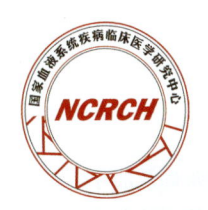

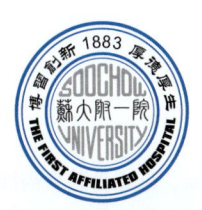

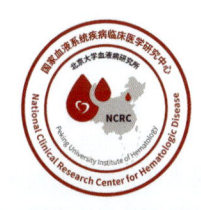

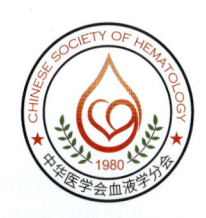

中国造血干细胞移植
发展与规划报告

（2023年版）

国家血液系统疾病临床医学研究中心

苏州大学附属第一医院

北京大学人民医院　　　　　　组编

中华医学会血液学分会

科学出版社

北京

内 容 简 介

造血干细胞移植是大部分恶性血液肿瘤、重症骨髓衰竭性疾病及部分先天遗传代谢性疾病的最有效根治手段。历经数十年的发展，我国造血干细胞移植临床技术及基础研究已取得突破性发展。然而，面对我国快速增长的造血干细胞移植需求，各造血干细胞移植中心在发展和规划上仍存在定位、目标有待明确及资源配置不均衡等问题。针对上述问题，基于"中国造血干细胞移植登记"和"全国造血干细胞移植发展规划调研"数据，本书围绕中国造血干细胞移植领域发展现状、中国造血干细胞移植领域发展和规划要点两部分，从造血干细胞移植规模、造血干细胞移植中心特点、造血干细胞移植中心科室及配套建设，以及造血干细胞移植专业人员配置等角度进行阐述，以期为不同规模造血干细胞移植中心发展提供参考，为政策制定提供数据依据。

本书可供致力于发展造血干细胞移植的管理人员、医生、护士、实验室人员，以及政策制定者等参考。

图书在版编目（CIP）数据

中国造血干细胞移植发展与规划报告：2023 年版 / 国家血液系统疾病临床医学研究中心等组编 . -- 北京：科学出版社，2024.12.
-- ISBN 978-7-03-080082-4

I. R550.5

中国国家版本馆 CIP 数据核字第 20249P1M70 号

责任编辑：闵　捷 / 责任校对：谭宏宇
责任印制：黄晓鸣 / 封面设计：殷　靓

科学出版社 出版
北京东黄城根北街 16 号
邮政编码：100717
http://www.sciencep.com
上海锦佳印刷有限公司印刷
科学出版社发行　各地新华书店经销

*

2024 年 12 月第　一　版　开本：787×1092　1/16
2024 年 12 月第一次印刷　印张：4 1/2
字数：110 000
定价：100.00 元
（如有印装质量问题，我社负责调换〈科印〉）

《中国造血干细胞移植发展与规划报告（2023年版）》编委会

主　编

吴德沛　黄晓军　胡　豫

副主编

张晓辉　赵维莅　刘启发　肖志坚　徐　杨

编　委

(按姓氏拼音排序)

陈　佳 (苏州大学附属第一医院)

范　祎 (苏州大学附属第一医院)

方美云 (大连大学附属中山医院)

高素君 (吉林大学白求恩第一医院)

贺鹏程 (西安交通大学第一附属医院)

侯　健 (上海交通大学医学院附属仁济医院)

胡　豫 (华中科技大学同济医学院附属协和医院)

黄　河 (浙江大学医学院附属第一医院)

黄晓军 (北京大学人民医院)

江　明 (新疆医科大学第一附属医院)

姜中兴 (郑州大学第一附属医院)

赖永榕 (广西医科大学第一附属医院)

李　菲（南昌大学第一附属医院）

李　娟（中山大学附属第一医院）

李振宇（徐州医科大学附属医院）

刘启发（南方医科大学南方医院）

牛　挺（四川大学华西医院）

宋献民（上海市第一人民医院）

佟红艳（浙江大学医学院附属第一医院）

王　欣（山东省立医院）

王季石（贵州医科大学附属医院）

王三斌（中国人民解放军联勤保障部队第九二〇医院）

王少元（福建医科大学附属协和医院）

吴德沛（苏州大学附属第一医院）

夏凌辉（华中科技大学同济医学院附属协和医院）

肖志坚（中国医学科学院血液病医院）

徐　杨（苏州大学附属第一医院）

徐雅靖（中南大学湘雅医院）

闫金松（大连医科大学附属第二医院）

颜晓菁（中国医科大学附属第一医院）

杨建民（海军军医大学第一附属医院）

张　曦（陆军军医大学第二附属医院）

张晓辉（北京大学人民医院）

赵维莅（上海交通大学医学院附属瑞金医院）

朱小玉（中国科学技术大学附属第一医院）

序

造血干细胞移植是血液学领域载入史册的突破性技术，历经数十年发展，挽救了无数患者的生命及其家庭。20世纪60年代以来，中国造血干细胞移植的研究和技术取得了迅速发展，尤其是单倍型供者移植的"北京方案"，解决了供者来源的世界性难题。近年来，中国造血干细胞移植数量不断攀升，造血干细胞移植中心规模日渐壮大，成为国际造血干细胞移植领域的佼佼者。

目前，中国造血干细胞移植仍存在未被满足的巨大需求，造血干细胞移植中心的增加和规模扩容成为诸多医院血液科发展的重要标志。在中国造血干细胞移植发展迈入快车道的时代，如何更好地进行造血干细胞移植中心的整体规划和合理配置成为各中心亟待寻找答案和依据的难题。《中国造血干细胞移植发展与规划报告（2023年版）》一书的诞生，将以全局性战略眼光，为造血干细胞移植中心的未来建设和发展方向提供规划和指导，以促进我国造血干细胞移植领域持续高质量发展。相信，这项工作将以该书为重要开启，持续深入地继续并随着时代发展而不断更新。

共享机遇，共建未来。中国造血干细胞移植领域的发展没有终点，只有阶段性里程碑式的新起点，期待广大造血干细胞移植领域的工作者戮力同心，共同构建中国造血干细胞移植命运共同体，促进中国造血干细胞移植领域的蓬勃发展，最终惠及广大患者。

黄晓军

中国工程院院士

2024年10月

（2）为指引不同规模移植中心发展提供参考：为成熟移植中心发展及新移植中心建设提供科室功能设置、移植专用床位建设、专业人员配置等方面的参考指标。

（3）为移植中心发展方向提供规划和指导建议：引导不同移植中心进行符合自身特色的差异化定位，促进不同规模移植中心在发展方向上各有侧重、共同发展；引导医疗资源合理利用，通过优化转诊流程、不同移植中心协作等措施，实现医疗资源最大化利用。

全国医疗卫生行业当前正积极推进"健康中国"建设，《报告》的制定与出版有利于推动我国移植领域健康持续发展，更好地满足日益增长的移植需求、保障人民群众的健康。

《中国造血干细胞移植发展与规划报告（2023年版）》编委会

2023年6月16日

目 录

引　言 1

 一、《报告》制定流程 3
 二、《报告》数据来源 3
 三、《报告》主要内容 3

第一部分　中国造血干细胞移植领域发展现状 5

 一、中国造血干细胞移植开展概况 7
  （一）移植规模 7
  （二）不同供者类型移植开展情况 7
  （三）移植的病种分布 9
  （四）移植患者的年龄分布 10
  （五）移植的地区分布 10
 二、中国造血干细胞移植中心数量及分布特点 11
  （一）移植中心数量 11
  （二）移植中心分布特点 11
 三、中国不同规模造血干细胞移植中心特点 14
  （一）不同规模移植中心的分布 14
  （二）不同规模移植中心的发展趋势 15
  （三）不同规模移植中心的患者分布 21
 四、中国造血干细胞移植中心科室功能设置特征 23
  （一）病区 23
  （二）亚专科门诊 24
 五、中国造血干细胞移植中心硬件及配套建设 25
  （一）移植专用床位 25
  （二）专科实验室 26
  （三）患者随访及生物资源管理 28
 六、中国造血干细胞移植专业人员配置与培养特点 30
  （一）移植医生 30
  （二）移植护士 31
 七、中国造血干细胞移植诊治现状 33
  （一）移植的等待时间 33
  （二）移植主要并发症的发生率 34
  （三）移植的治疗和随诊模式 34

第二部分　中国造血干细胞移植领域发展和规划要点 37

一、中国造血干细胞移植领域生态发展的启示与建议 39
（一）移植规模发展趋势 39
（二）自体移植规模发展现状与趋势 41
（三）异基因移植规模发展现状与趋势 42
（四）大型移植中心的特征 43

二、中国造血干细胞移植中心功能建设发展建议 44
（一）亚专科门诊和病区建设的现状和建议 44
（二）移植相关人员的现状和建议 45
（三）拟开展移植中心设施及人员配备的建议 46

三、中国造血干细胞移植诊治体系建设建议 46
（一）关于区域协作的建议 46
（二）保障中国移植技术领先与技术规范化发展的建议 46
（三）加强学科协作的建议 47
（四）加强移植患者随访及生物资源管理的建议 47

附录：《报告》参与贡献单位 49

本书参考文献 57

引　言

音　楽

一、《报告》制定流程

由国家血液系统疾病临床医学研究中心、苏州大学附属第一医院、北京大学人民医院、中华医学会血液学分会牵头，近百名血液和移植领域专家历经数轮探讨，共同确定了《报告》的框架及具体内容（图 0-1）。

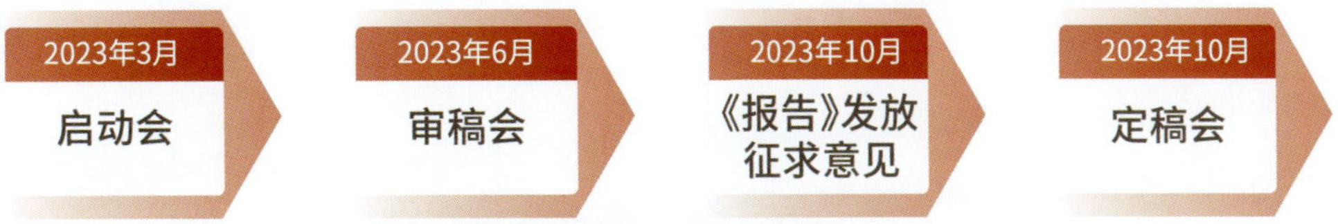

2023年3月	2023年6月	2023年10月	2023年10月
启动会	审稿会	《报告》发放征求意见	定稿会

图 0-1 《报告》制定流程图

二、《报告》数据来源

中国移植开展和移植领域发展相关数据主要参考了"中国造血干细胞移植登记"和"全国造血干细胞移植发展规划调研"，并参考欧美国家移植登记及发展规划调研数据作为对照。

1. 中国造血干细胞移植登记

"中国造血干细胞移植登记"由中华医学会血液学分会造血干细胞应用学组牵头，2022 年共覆盖全国 193 家移植中心，权威发布中国移植开展情况，主要包括移植总量、不同类型移植数量分布，患者年龄、疾病种类分布，供受者关系、干细胞来源类型等信息。

2. 全国造血干细胞移植发展规划调研

"全国造血干细胞移植发展规划调研"由国家血液系统疾病临床医学研究中心、苏州大学附属第一医院、北京大学人民医院牵头，共纳入全国 83 家不同规模的移植中心，是首个在全国范围内开展的移植发展规划调研，主要包括移植中心的设施及配套建设、专业人员配置、科室功能建设及诊疗模式、移植患者住院时间、并发症管理等信息。

三、《报告》主要内容

《报告》主要包括两个部分。第一部分为中国移植领域发展现状，全面描述了全国移植的开展情况及移植中心在分布、功能设置、硬件及配套建设、移植专业人员配置与培养特点、移植诊治现状等方面的情况。第二部分为中国移植领域发展和规划要点，阐述了我国移植中心发展的挑战和机遇，从移植领域生态发展、移植中心功能建设发展、移植诊治体系建设等方面提出建议，供移植中心参考。

第一部分

中国造血干细胞移植领域发展现状

一、中国造血干细胞移植开展概况

(一) 移植规模

从 2008 年我国全面开展移植登记以来,我国的移植数量持续增加,2022 年达到 18 165 例。其中 2021 年我国移植数量增长最突出,从 13 415 例 (2020 年) 增至 18 110 例 (2021 年),年增长 4 695 例,年增长率达 35% (图 1-1)。

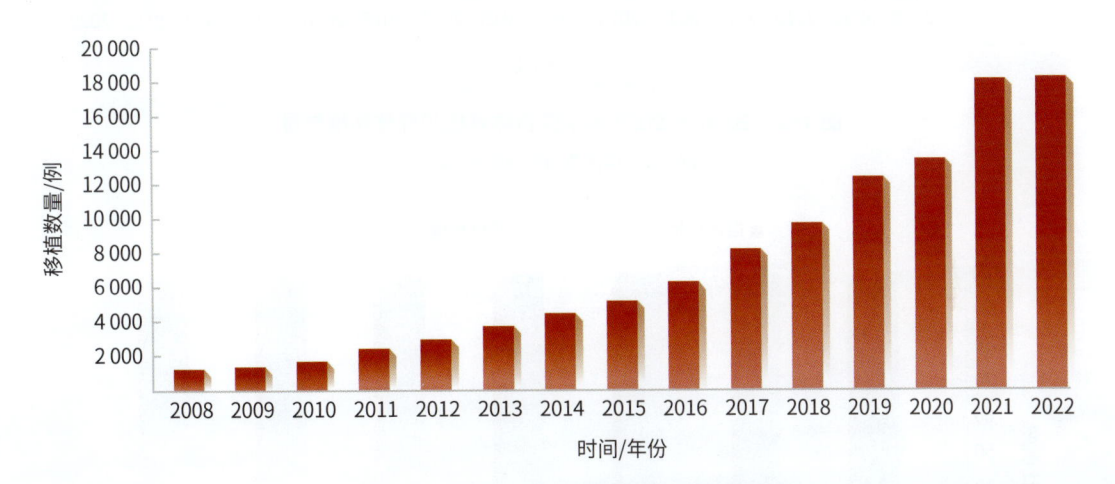

图 1-1　2008～2022 年中国登记移植数量

数据来源:中国造血干细胞移植登记

(二) 不同供者类型移植开展情况

1. 自体移植和异体移植

在移植过程中,提供造血干细胞者为"供者",接受造血干细胞者为"受者"(即患者)。根据供者来源不同,移植可分为自体移植和异体移植。自体移植中造血干细胞来自患者自身,异体移植中造血干细胞来自其他健康人群。

2008～2022 年,我国自体移植和异体移植数量均呈持续增加趋势,2022 年我国共开展了自体移植 5 523 例、异体移植 12 642 例。其中,2020～2021 年我国自体移植和异体移植数量均实现显著增长,自体移植从 3 371 例 (2020 年) 增至 5 354 例 (2021 年),年增长 1 983 例,年增长率达 59%;异体移植从 10 044 例增至 12 756 例,年增长 2 712 例,年增长率达 27% (图 1-2)。

2008 年至今我国的异体移植数量始终高于自体移植数量。2016～2018 年自体移植约占移植总量的 20%,2019 年后自体移植在移植总量中的占比逐年升高,2022 年增至 30%,同期异体移植占比为 70% (图 1-3)。

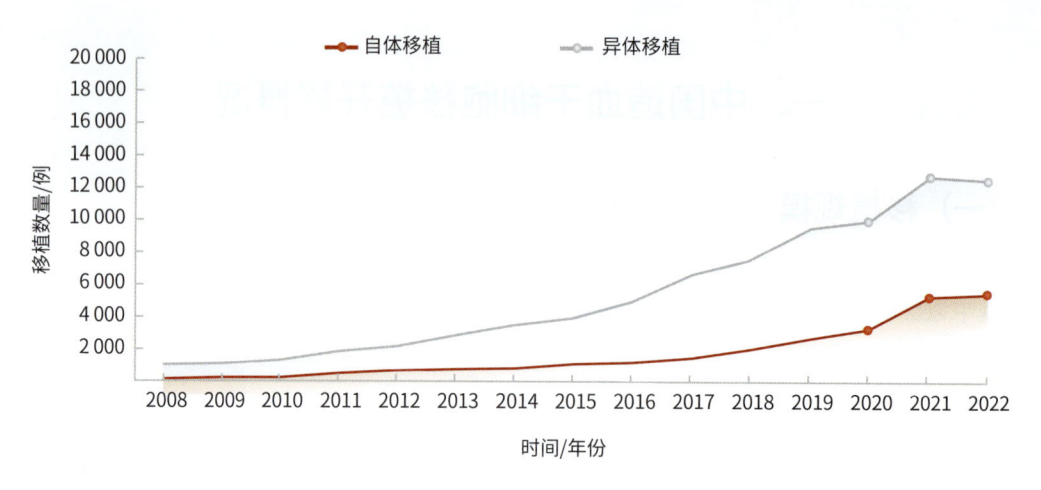

图 1-2　2008～2022 年中国自体移植和异体移植数量

数据来源：中国造血干细胞移植登记

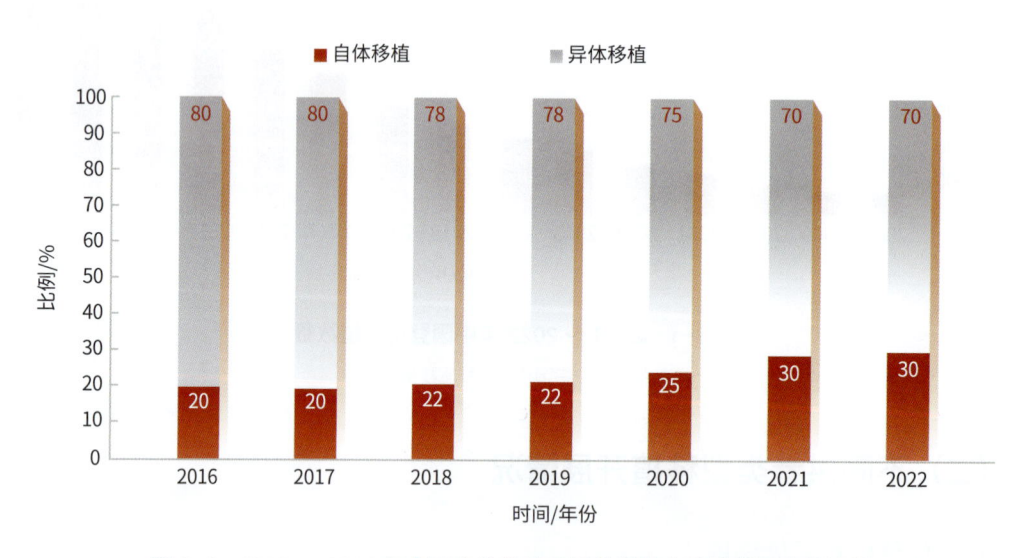

图 1-3　2016～2022 年中国自体移植和异体移植在移植总量中的比例

数据来源：中国造血干细胞移植登记

2. 异基因移植

异体移植中有一种少见的特殊类型，供者与患者是同卵双胞胎且基因型完全相同，即"同基因移植"。除此以外的其他异体移植均为异基因移植。

根据供者与患者有无亲缘关系，异基因移植又可进一步分为亲缘供者移植和非亲缘供者移植（也称"无关供者移植"）。亲缘供者移植中如果供受者为人类白细胞抗原（human leucocyte antigen，HLA）基因位点完全匹配的兄弟姐妹，称为"同胞全相合供者移植"；如果供受者为 HLA 基因位点不完全匹配的亲属，称为"亲缘不全相合供者移植"或"单倍型供者移植"。

2008～2022 年，我国亲缘不全相合供者移植在异基因移植中的比例持续升高，在 2019 年后超过 60%。亲缘不全相合供者移植已成为我国异基因移植的主要类型，2022 年我国异基因移植中 65% 为亲缘不全相合供者移植，18% 为同胞全相合供者移植，13% 为无关供者移植，5% 为脐带血移植（图 1-4）。

一、中国造血干细胞移植开展概况

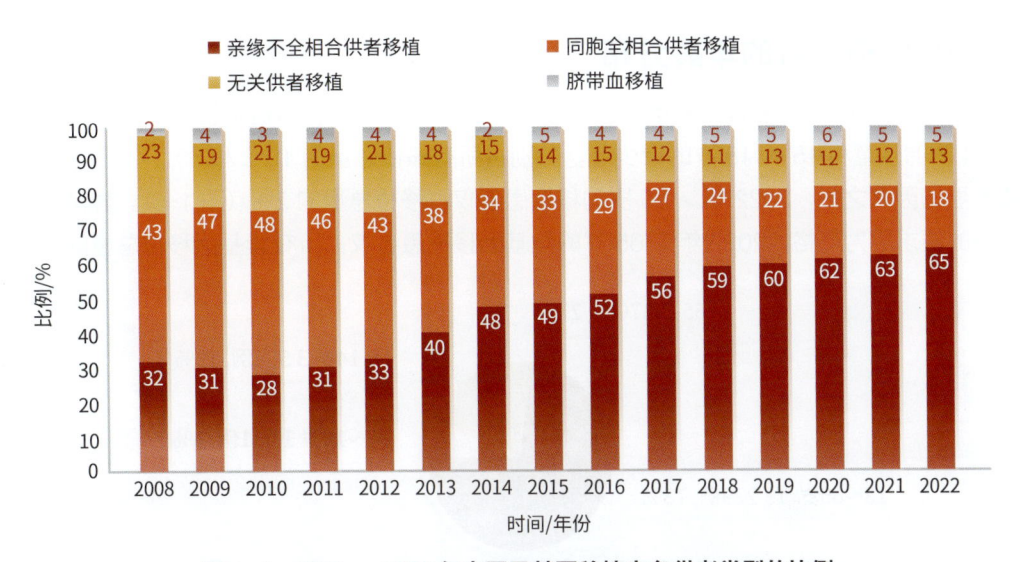

图 1-4 2008～2022 年中国异基因移植中各供者类型的比例

数据来源：中国造血干细胞移植登记

本图数据因修约使总计非 100%

（三）移植的病种分布

急性髓系白血病、急性淋巴细胞白血病、多发性骨髓瘤、非霍奇金淋巴瘤、再生障碍性贫血、骨髓增生异常综合征是我国移植的最主要适应证。2022 年，因上述疾病行移植的患者均分别超过 1 000 例，在我国移植总量（18 165 例）中占比分别为 28%、16%、14%、13%、8% 和 7%，共 86%（图 1-5）。

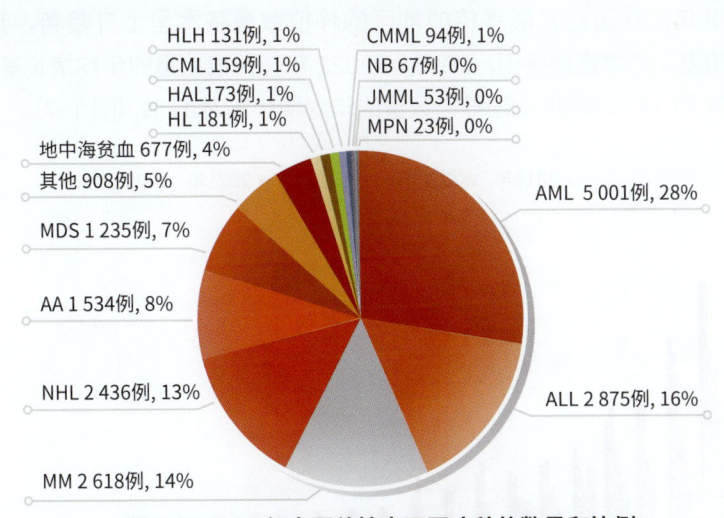

图 1-5 2022 年中国移植中不同病种的数量和比例

数据来源：中国造血干细胞移植登记

AML：急性髓系白血病（acute myeloid leukemia）；ALL：急性淋巴细胞白血病（acute lymphoblastic leukemia）；MM：多发性骨髓瘤（multiple myeloma）；NHL：非霍奇金淋巴瘤（non-Hodgkin lymphoma）；AA：再生障碍性贫血（aplastic anemia）；MDS：骨髓增生异常综合征（myelodysplastic syndrome）；HL：霍奇金淋巴瘤（Hodgkin lymphoma）；HAL：急性混合细胞白血病（hybrid acute leukemia）；CML：慢性髓性白血病（chronic myelogenous leukemia）；NB：神经母细胞瘤（neuroblastoma）；HLH：噬血细胞性淋巴组织细胞增生症（hemophagocytic lymphohistiocytosis）；CMML：慢性粒单核细胞白血病（chronic myelomonocytic leukemia）；JMML：幼年型粒 - 单核细胞白血病（juvenile myelomonocytic leukemia）；MPN：骨髓增殖性肿瘤（myeloproliferative neoplasm）

（四）移植患者的年龄分布

2020 年，我国移植患者主要年龄分布在 18～65 岁，占所有移植总量的 73%；其次为年龄 ≤ 14 岁的儿童和 15～18 岁的青少年，分别占所有移植总量的 19% 和 6%。高龄仍是限制移植开展的因素之一，2022 年 > 65 岁的移植患者仅占移植总量的 2%（图 1-6）。异基因移植对年龄的要求更为严格，2022 年 > 65 岁的异基因移植患者仅占所有异基因移植总量的 1%。

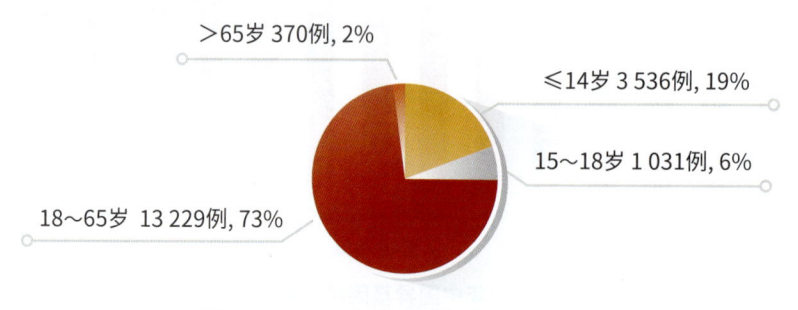

图 1-6　2022 年中国移植患者年龄分布

数据来源：中国造血干细胞移植登记

（五）移植的地区分布

2022 年，除宁夏、西藏、内蒙古、青海未报告移植数据外，我国其他省、自治区、直辖市均已报道开展移植。北京、广东、江苏、浙江、上海是我国开展移植数量最多的省（直辖市），2022 年均分别超过 1 000 例，在全国移植总量中的占比分别为 16%、12%、10%、7% 和 7%，共 52%。

2018～2022 年，我国已开展移植的地区的移植数量基本呈上升趋势，其中湖北、四川、江西、海南和浙江的增速最突出。2018～2022 年，移植数量的年均增长率分别为 44%、43%、38%、37% 和 34%，同期全国移植数量的年均增长率为 17%（图 1-7）。

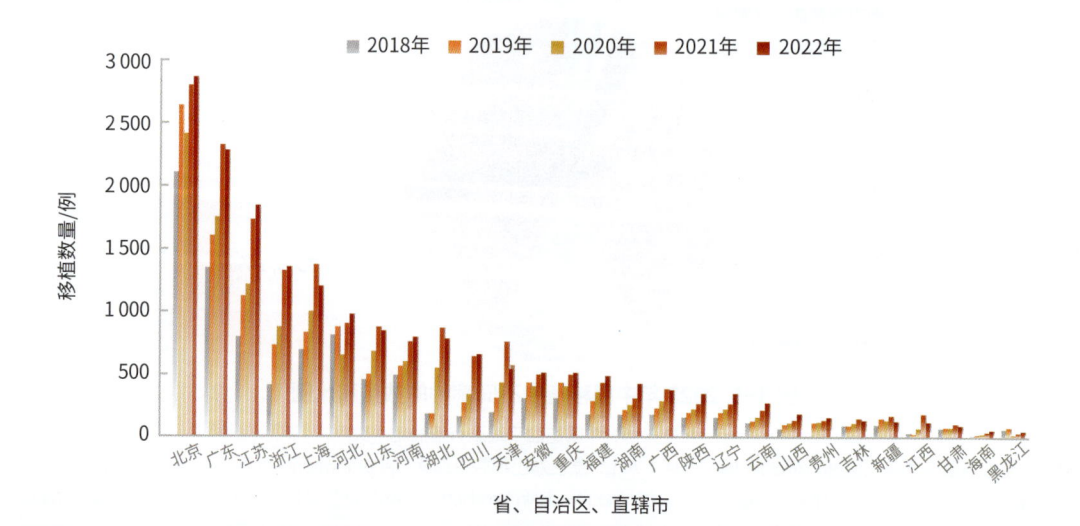

图 1-7　2018～2022 年中国各省、自治区、直辖市移植数量

排序依据：2022 年移植总量

数据来源：中国造血干细胞移植登记

二、中国造血干细胞移植中心数量及分布特点

（一）移植中心数量

2016～2022年，纳入"中国造血干细胞移植登记"的移植中心数量从76家增加至193家，平均年增长率为17%，提示近年来我国移植中心数量在持续增加（图1-8）。

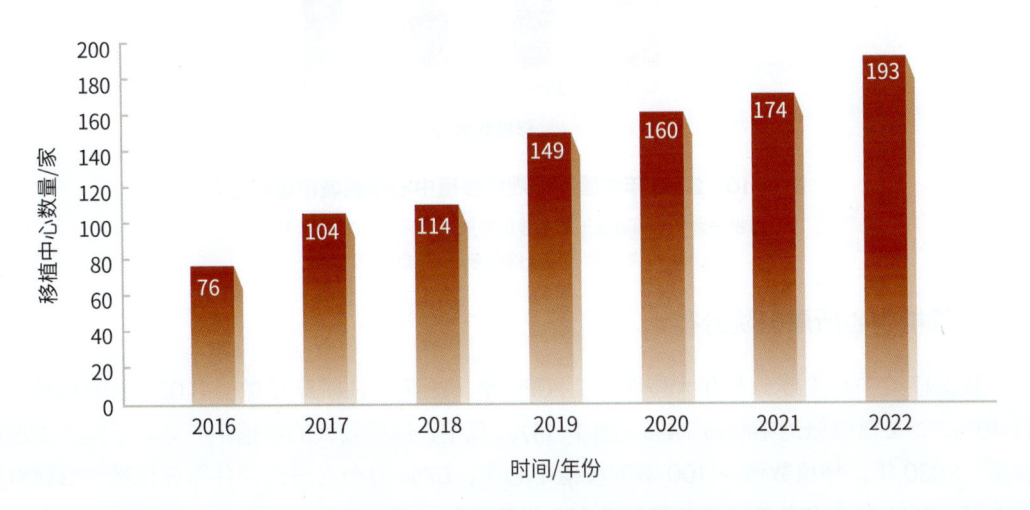

图1-8　2016～2022年纳入"中国造血干细胞移植登记"的移植中心数量

数据来源：中国造血干细胞移植登记

（二）移植中心分布特点

1. 移植中心所属城市分布

2020年，我国71%的移植中心分布在直辖市、省会城市，其中规模较大的移植中心在直辖市、省会城市的聚集度更高，移植数量＞100例的移植中心中91%分布在直辖市、省会城市（图1-9、图1-10）。

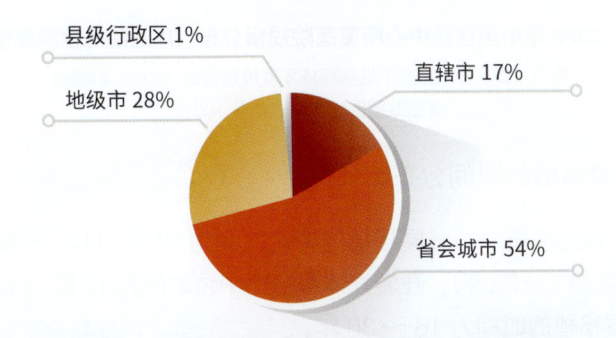

图1-9　2020年中国移植中心所属城市级别分布

数据来源：全国造血干细胞移植发展规划调研（2020年数据）

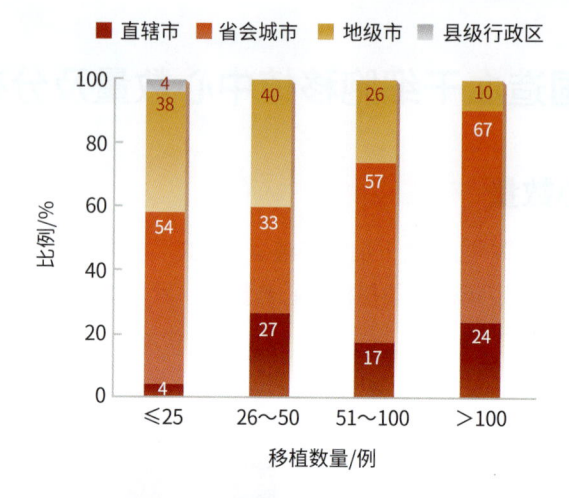

图 1-10　2020 年中国不同规模移植中心所属城市级别分布

数据来源：全国造血干细胞移植发展规划调研（2020 年数据）

本图数据因修约使总计非 100%

2. 移植中心所属医院分布

我国移植中心主要分布在大型医院。2020 年，医院总住院床位数＞3 000 张的移植中心占 40%、＞2 000 张的中心占 74%（图 1-11）。其中，规模较大的移植中心倾向于向大型医院聚集。2020 年，移植数量＞100 例的移植中心中，57% 分布在医院总住院床位数＞3 000 张的医院、95% 分布在总住院床位数＞2 000 张的医院（图 1-12）。

2020 年，我国移植中心中，92% 属于三级甲等公立医院，96% 属于教学医院，84% 属于大学附属医院（图 1-13）。

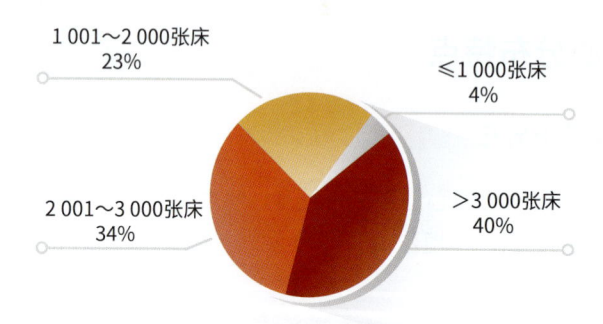

图 1-11　2020 年中国移植中心所属医院规模分布（以医院总住院床位数评估）

数据来源：全国造血干细胞移植发展规划调研（2020 年数据）

本图数据因修约使总计非 100%

3. 移植中心开展移植的时间分布

（1）总体情况：我国移植中心开展移植的中位时间为 21 年（14～28 年）[①]，开展自体移植的中位时间为 21 年（11～28 年），开展异体移植的中位时间为 17 年（11～23 年）（图 1-14）。52% 的移植中心开展移植的时间为 16～30 年。

---

① 注：括号中的区间值为下四分位数～上四分位数，后同。

二、中国造血干细胞移植中心数量及分布特点

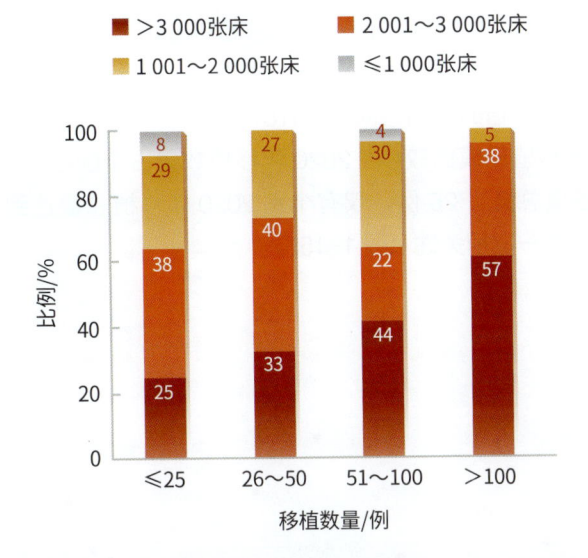

图 1-12 2020 年中国不同规模移植中心所属医院规模分布（以医院总住院床位数评估）

数据来源：全国造血干细胞移植发展规划调研（2020 年数据）

本图数据因修约使总计非 100%

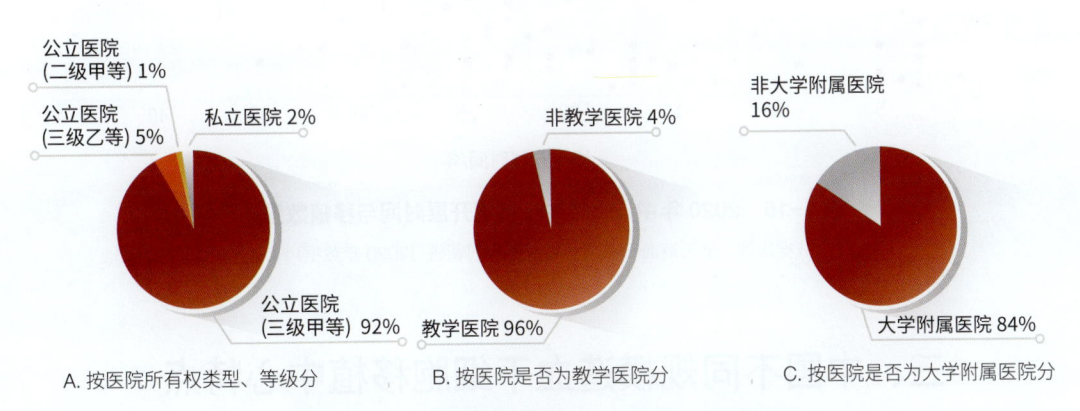

图 1-13 2020 年中国移植中心所属医院类型分布

A. 按医院所有权类型、等级分
B. 按医院是否为教学医院分
C. 按医院是否为大学附属医院分

数据来源：全国造血干细胞移植发展规划调研（2020 年数据）

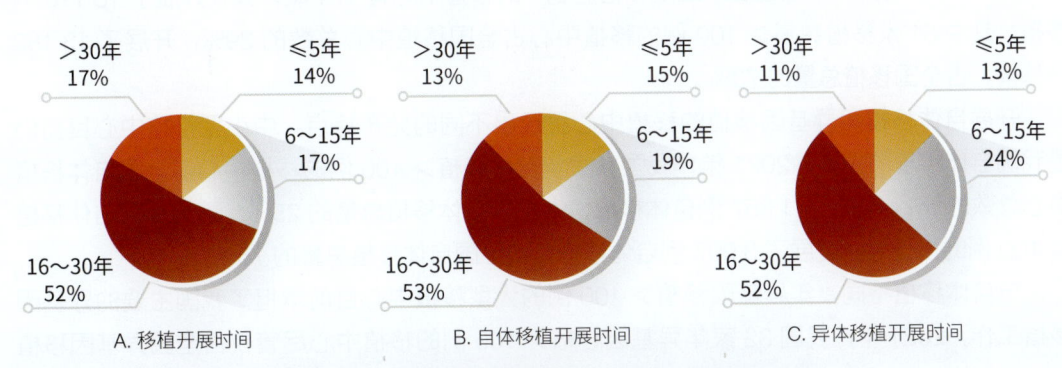

图 1-14 2020 年中国移植中心开展移植的时间分布

A. 移植开展时间
B. 自体移植开展时间
C. 异体移植开展时间

数据来源：全国造血干细胞移植发展规划调研（2020 年数据）

(2) 新兴移植中心开展移植的时间分布：新兴移植中心定义为开展移植 ≤ 5 年的移植中心。近年来我国新兴移植中心不断涌现，2020 年全国移植中心中约 15% 为新兴移植中心。其中，50% 的新兴移植中心开展移植的起始时间为 2018 年。

新兴移植中心目前移植规模仍较小，2020 年移植数量占全国移植总量的 4%。67% 的新兴移植中心 2020 年移植总量 ≤ 25 例，仅有个别 2020 年移植总量达到 51 ～ 75 例，这提示规模与开展移植时间存在一定相关性（图 1-15）。

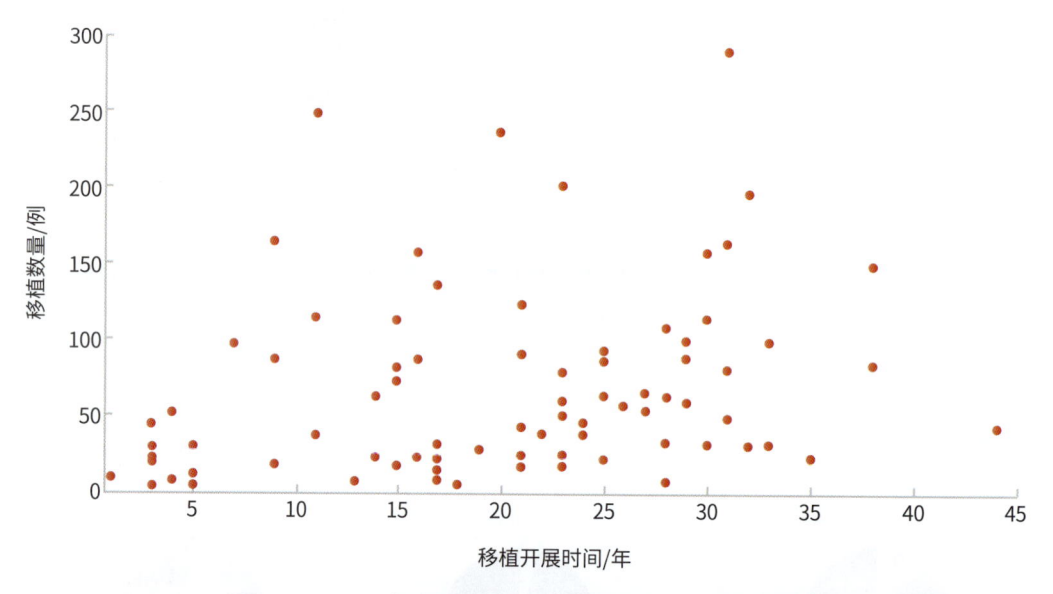

图 1-15　2020 年中国移植中心移植开展时间与移植数量

数据来源：全国造血干细胞移植发展规划调研（2020 年数据）

三、中国不同规模造血干细胞移植中心特点

（一）不同规模移植中心的分布

2021 年，纳入"中国造血干细胞移植登记"的移植中心有 174 家，共计开展了 18 110 例移植；其中 51 家移植数量 > 100 例的移植中心占全国移植中心总数的 29%，开展了 13 182 例移植，占全国移植总量的 73%。

开展自体移植和异基因移植的移植中心呈现出不同的分布特点。中小型移植中心目前仍是我国自体移植的主力。2021 年，我国 9 家年自体移植 > 100 例的移植中心占全国自体移植中心总数的 5%，开展了 1 357 例自体移植，占全国自体移植总量的 25%；而 160 家自体移植 ≤ 100 例的移植中心开展了 3 997 例自体移植，占全国自体移植总量的 75%。

与自体移植不同，年异基因移植 > 100 例的大型移植中心目前承担了我国主要的异基因移植工作，2021 年，我国 32 家年异基因移植 > 100 例的移植中心尽管仅占全国异基因移植中心总数的 20%，但共开展了 8 569 例异基因移植，占全国异基因移植总量的 67%。

我国不同规模移植中心开展移植的情况具体见表 1-1。

三、中国不同规模造血干细胞移植中心特点

表 1-1　2021 年中国不同规模移植中心开展移植的情况

移植规模		移植中心数量（家）	移植中心数量占比（%）	移植数量（例）	移植数量占比（%）
年移植数量（例）	＜25	39	22	452	2
	25～100	84	48	4 476	25
	＞100	51	29	13 182	73
	小计	174	—	18 110	—
年自体移植数量（例）	＜25	100	59	1 082	20
	25～100	60	36	2 915	54
	＞100	9	5	1 357	25
	小计	169	—	5 354	—
年异基因移植数量（例）	＜25	63	40	701	6
	25～100	63	40	3 474	27
	＞100	32	20	8 569	67
	小计	158	—	12 744	—

数据来源：中国造血干细胞移植登记[4]。
注：本表数据因修约使总计非 100%。

（二）不同规模移植中心的发展趋势

1. 不同规模移植中心的数量变化

在纳入"中国造血干细胞移植登记"的移植中心中，年移植数量＜25 例的移植中心数量从 2016 年 21 家（占全国移植中心总数的 28%）增至 2019 年的 53 家（占全国移植中心总数的 36%）。但 2019～2021 年年移植数量＜25 例的移植中心数量出现下降，2021 年为 39 家（占全国移植中心总数的 22%），而年移植数量在 25～100 例的移植中心数量和年移植数量＞100 例的移植中心数量在 2016～2021 年持续增加，其中年移植数量＞100 例的移植中心数量占比也呈现增加趋势，从 2016 年的 22% 增至 2021 年的 29%，提示中国大型移植中心数量不断增加（图 1-16）。

进一步区分自体移植和异基因移植，不同规模移植中心数量改变总体呈类似趋势。无论自体移植还是异基因移植，年移植数量＜25 例的移植中心数量在 2016～2020 年逐年增加后均在 2021 年有所减少；而年移植数量在 25～100 例的移植中心数量和年移植数量＞100 例的移植中心数量在 2016～2021 年均持续增加，特别是自体移植，年移植数量在 25～100 例的移植中心数量占比由 2016 年的 23% 增至 2021 年的 36%，年移植数量＞100 例的移植中心数量占比由 2016 年的 0% 增至 2021 年的 5%（图 1-17、图 1-18）。上述数据反映出中国移植中心开展自体移植和异基因移植规模近年均在扩大，特别是自体移植规模扩大趋势更为明显。

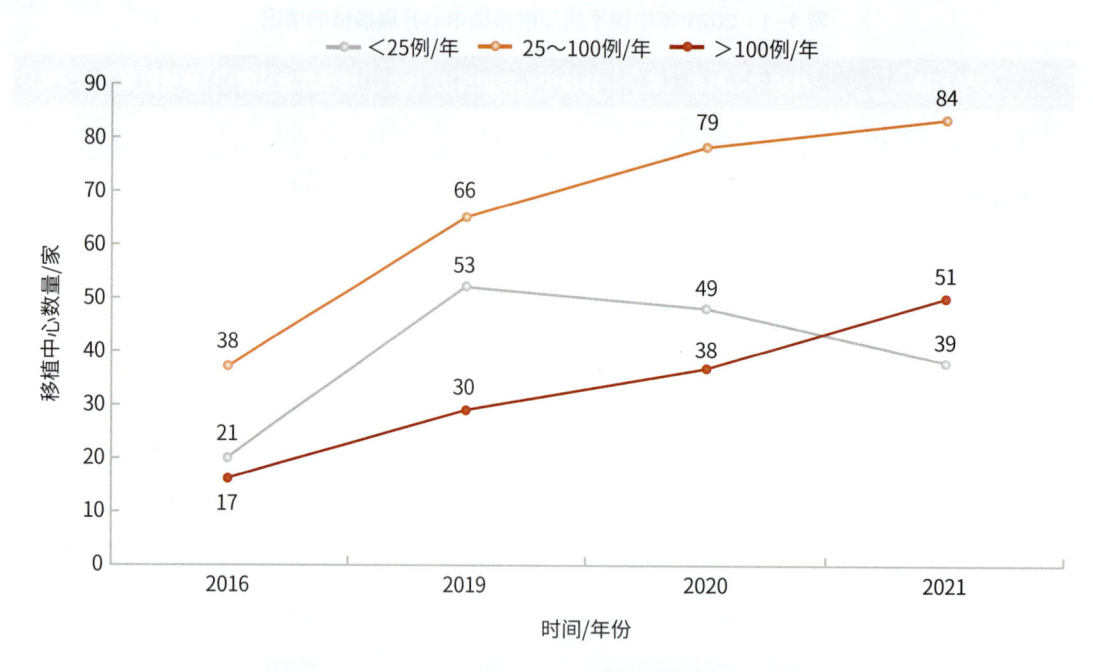

图 1-16　2016～2021 年中国不同规模移植中心数量

数据来源：中国造血干细胞移植登记 [4, 5]

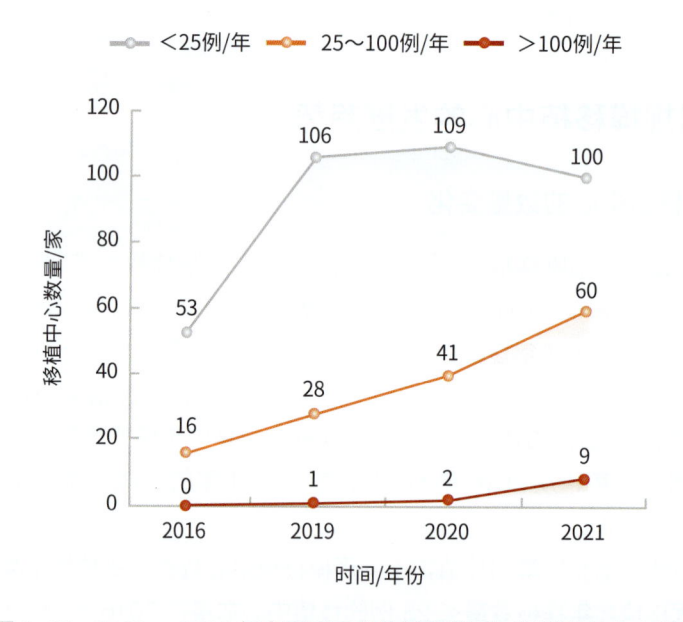

图 1-17　2016～2021 年中国开展自体移植的不同规模移植中心数量

数据来源：中国造血干细胞移植登记 [4, 5]

2. 不同规模移植中心的移植数量变化

在纳入"中国造血干细胞移植登记"的中心中，年移植数量＜25 例的移植中心开展的移植数量和比例在 2016～2019 年均增加，但 2019～2021 年均呈减少趋势。年移植数量在

三、中国不同规模造血干细胞移植中心特点

25～100例的移植中心和年移植数量＞100例的移植中心的移植数量在2016～2021年持续增加，其中年移植数量＞100例的移植中心的移植数量增加更明显，比例也呈现增加趋势，从2016年的59%增至2021年的73%，提示各级我国移植中心在规模扩大的同时，移植也可能在向大型移植中心富集（图1-19、图1-20）。

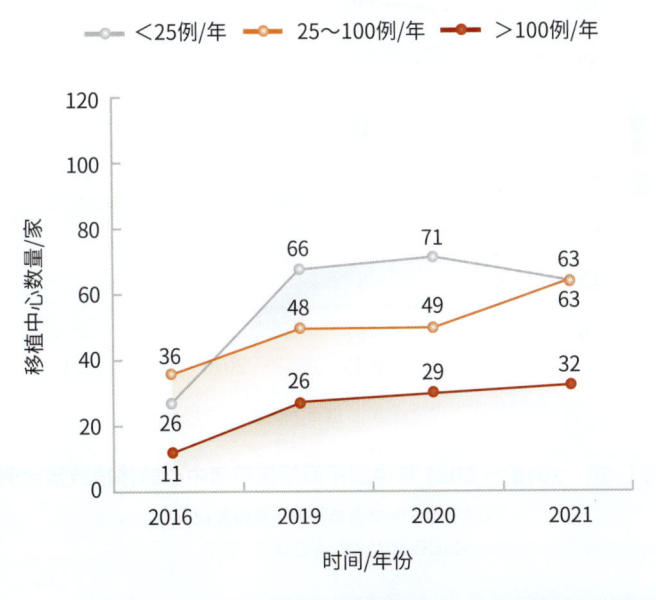

图1-18　2016～2021年中国开展异基因移植的不同规模移植中心数量

数据来源：中国造血干细胞移植登记[4, 5]

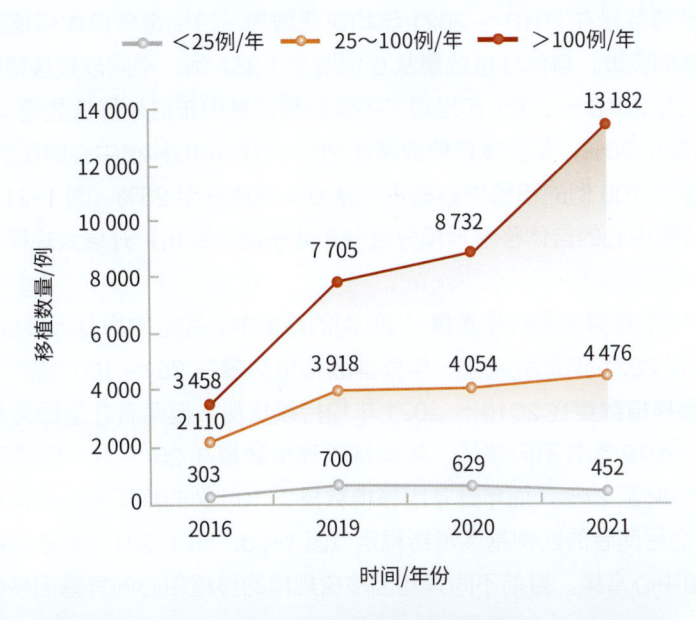

图1-19　2016～2021年中国不同规模移植中心的移植数量

数据来源：中国造血干细胞移植登记[4, 5]

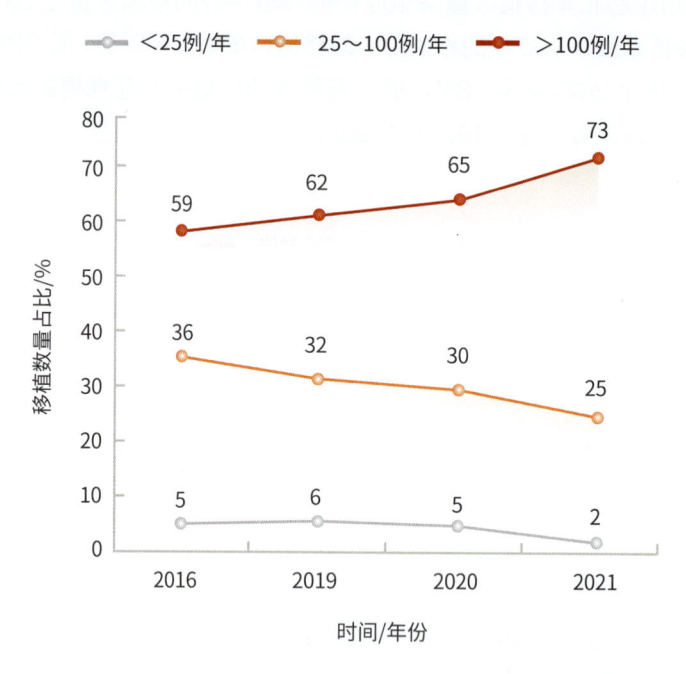

图 1-20　2016～2021 年中国不同规模移植中心的移植数量比例

数据来源：中国造血干细胞移植登记[4, 5]

本图数据因修约使总计非 100%

3. 不同规模移植中心的自体移植、异基因移植数量和比例变化

不同规模移植中心的自体移植、异基因移植数量和比例变化有不同的特点。

（1）自体移植：年自体移植数量在 25～100 例的移植中心和年自体移植数量 > 100 例的移植中心的自体移植数量在 2016～2021 年均快速增加，特别是年自体移植数量 > 100 例的移植中心实现了零的突破，自体移植数量从 0 例增至 1 357 例。不同规模移植中心在全国自体移植总量中的占比在 2016～2021 年出现了不同趋势，其中年自体移植数量 < 25 例的移植中心的比例从 46% 降至 20%，年自体移植数量在 25～100 例的移植中心的比例基本维持不变，而年自体移植数量 > 100 例的移植中心的占比从 0% 快速升至 25%（图 1-21、图 1-22）。以上数据提示我国移植中心的自体移植规模分层分布处于动态变化，开展大规模自体移植的移植中心正在涌现。

（2）异基因移植：年异基因移植数量 < 25 例的移植中心完成的异基因移植数量在 2016～2020 年增加，但在 2021 年有所减少。年异基因移植数量在 25～100 例和 > 100 例的移植中心完成的异基因移植数量在 2016～2021 年均持续增加，但两者在全国异基因移植总量中的比例在 2016～2019 年有不同趋势，年异基因移植数量在 25～100 例的移植中心的异基因移植比例从 40% 降至 27%，而年异基因移植数量 > 100 例的移植中心的异基因移植比例从 54% 增至 67%，之后两者的比例基本维持稳定（图 1-23、图 1-24）。上述数据提示我国异基因移植向大型移植中心富集，目前不同异基因移植规模的移植中心的异基因移植数量的比例呈相对稳定的态势。

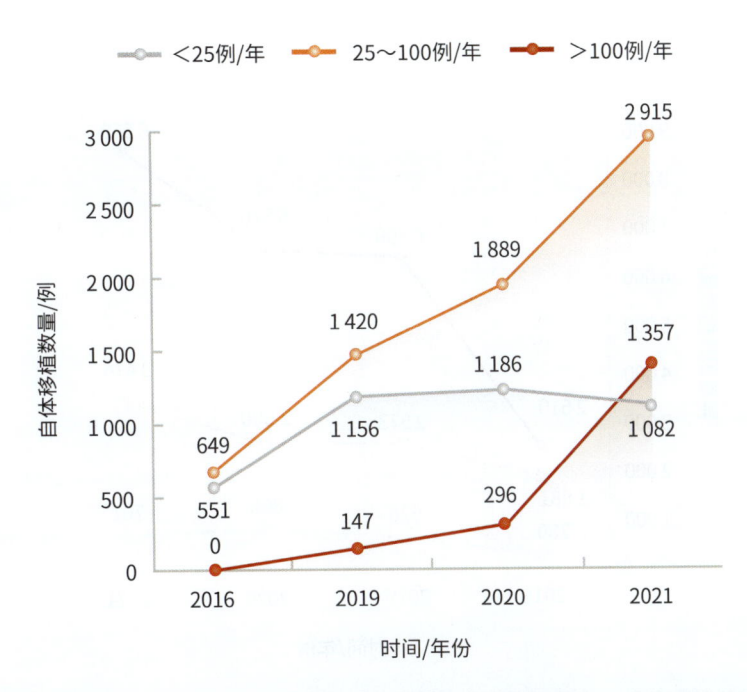

三、中国不同规模造血干细胞移植中心特点

图 1-21　2016～2021 年中国不同自体移植规模的移植中心自体移植数量

数据来源：中国造血干细胞移植登记 [4, 5]

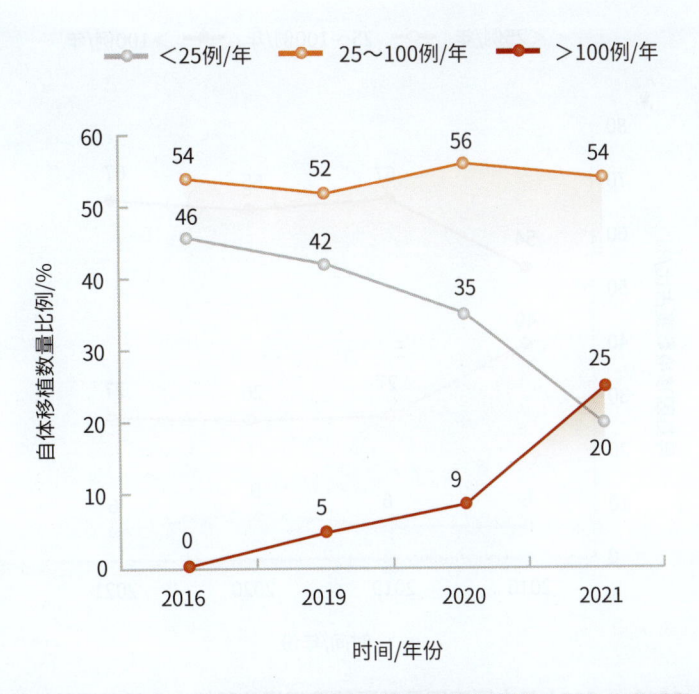

图 1-22　2016～2021 年中国不同自体移植规模的移植中心自体移植数量比例

数据来源：中国造血干细胞移植登记 [4, 5]

本图数据因修约使总计非 100%

○— <25例/年　─●─ 25～100例/年　─●─ >100例/年

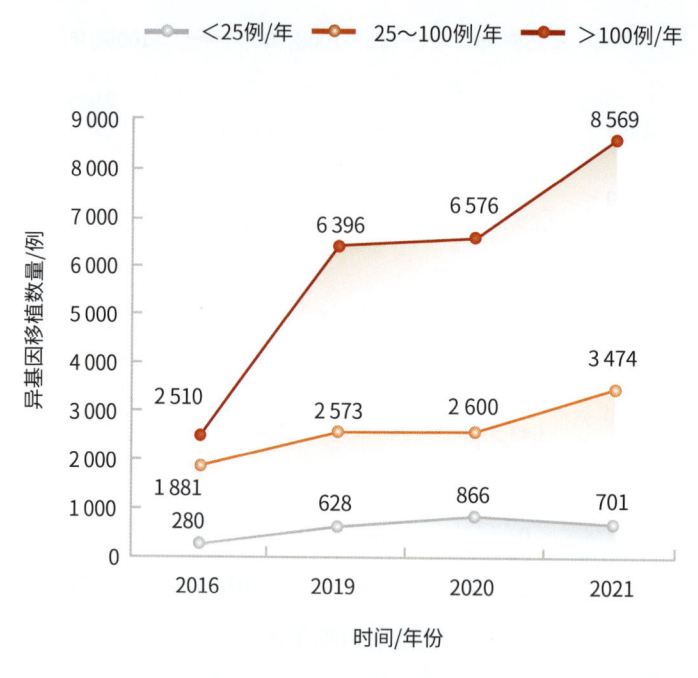

图 1-23　2016～2021 年中国不同异基因移植规模的移植中心异基因移植数量

数据来源：中国造血干细胞移植登记[4, 5]

○— <25例/年　─●─ 25～100例/年　─●─ >100例/年

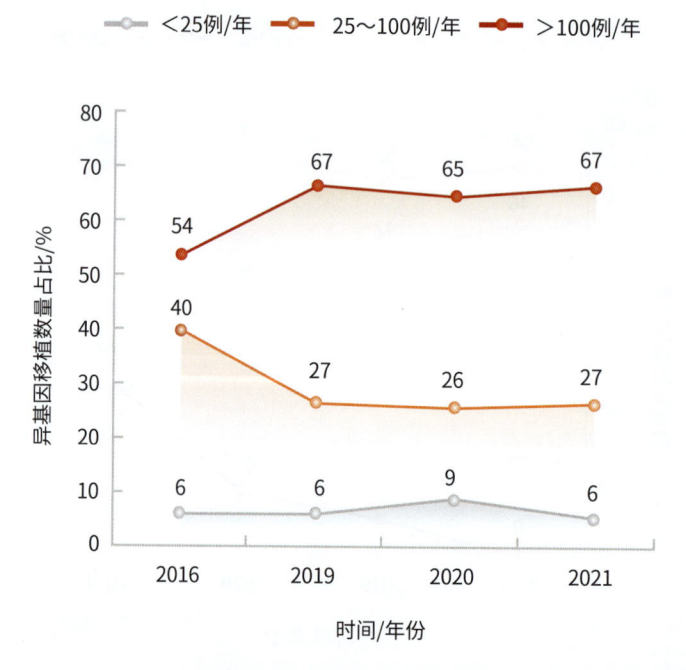

图 1-24　2016～2021 年中国不同异基因移植规模的移植中心异基因移植数量比例

数据来源：中国造血干细胞移植登记[4, 5]

(三) 不同规模移植中心的患者分布

1. 老年患者

随着移植技术的发展，移植患者的年龄在拓宽。但老年患者对移植中心的技术要求更高，2020年，年移植数量≤50例的移植中心基本未开展≥65岁患者的异基因移植，年移植数量≥301例的移植中心开展≥65岁患者的异基因移植占比中位值为2.6%，老年患者的异基因移植主要在大中型移植中心开展（图1-25）。

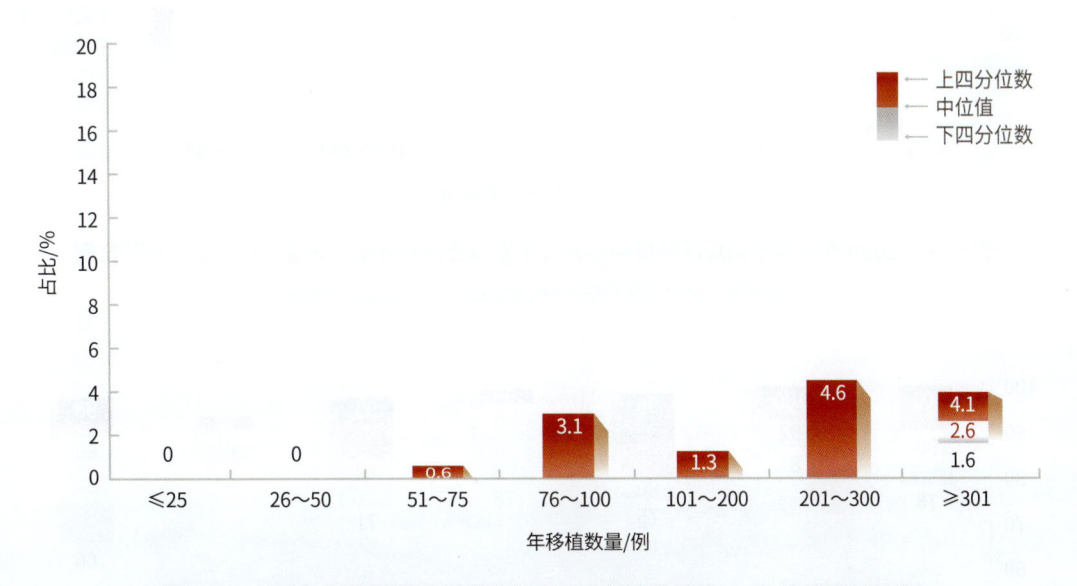

图1-25　2020年中国不同规模移植中心异基因移植中≥65岁患者的比例

数据来源：全国造血干细胞移植发展规划调研（2020年数据）

2. 异基因移植患者

2020年，我国不同规模移植中心中亲缘不全相合供者移植在异基因移植中的占比中位值总体分布在54%~68%，提示在不同规模移植中心中亲缘不全相合供者移植均是异基因移植的主要类型（图1-26）。

3. 移植前不同缓解状态患者

移植患者在移植前有不同的缓解状态，大致包括完全缓解（complete response，CR）、部分缓解（partial response，PR）、未缓解（难治/复发），不同疾病类型有所差异。在移植前达到CR的患者进行移植的预后总体更佳，而未缓解（难治/复发）患者的移植难度相对更高。

以行移植的急性白血病患者为例，不同规模移植中心异基因移植前CR患者的占比呈现不同特点。2020年，年移植数量≤50例和≥201例的移植中心异基因移植前CR患者的占比中位值均为约90%；而年移植数量在51~75例和101~200例的移植中心异基因移植前CR患者的占比中位值更低，均为约80%。上述数据提示中型规模移植中心的异基因移植患者中未缓解（难治/复发）患者比例相对更高（图1-27）。

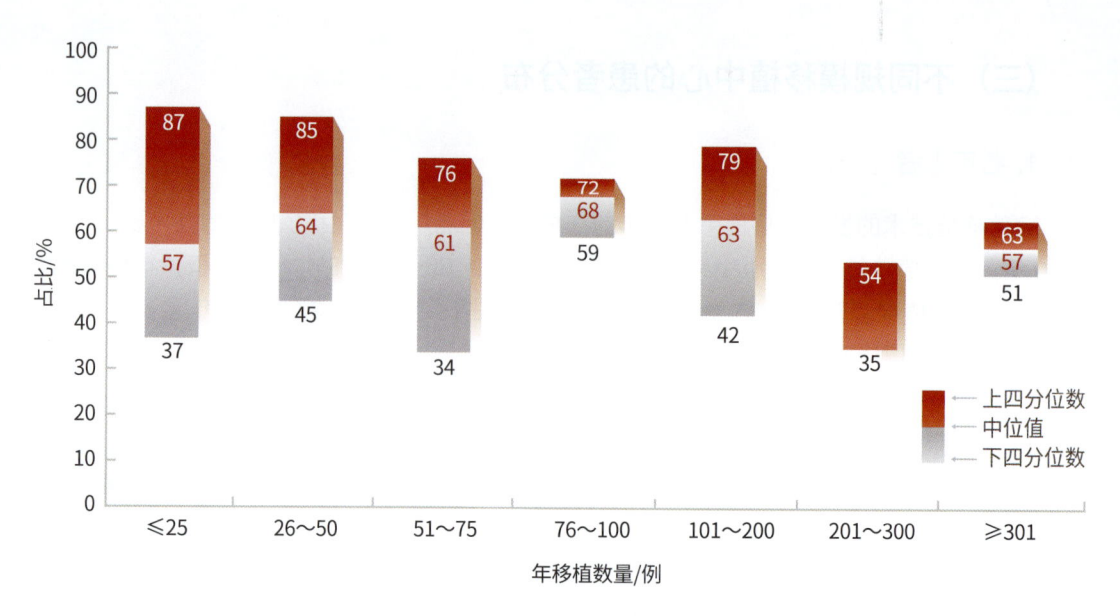

图 1-26　2020 年中国不同规模移植中心亲缘不全相合供者移植在异基因移植数量中的比例

数据来源：全国造血干细胞移植发展规划调研（2020 年数据）

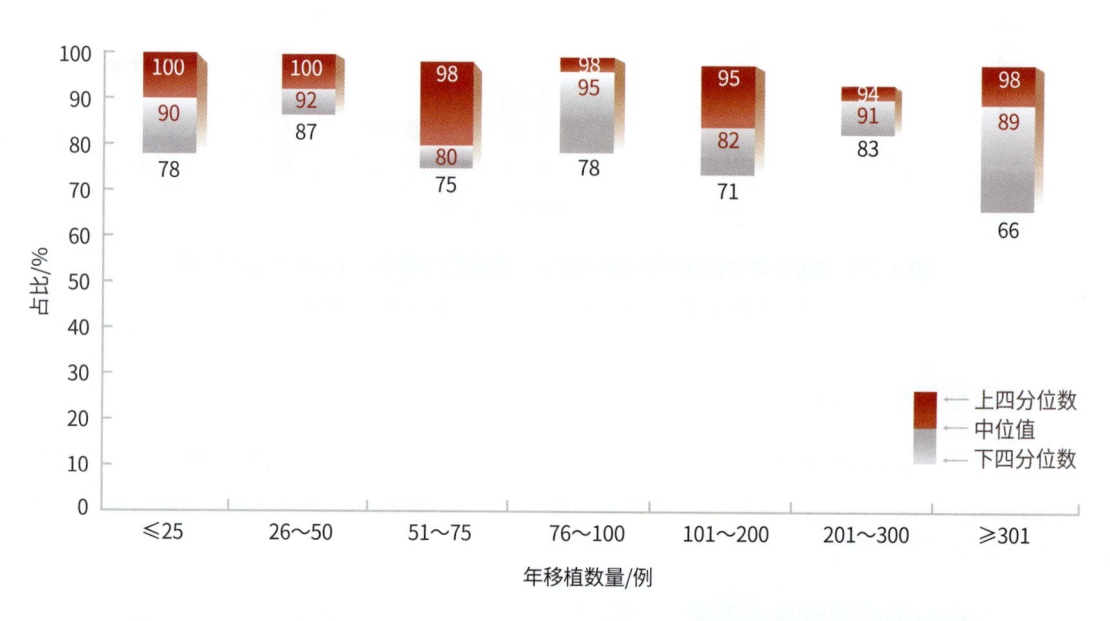

图 1-27　2020 年中国不同规模移植中心急性白血病异基因移植前 CR 患者的比例

数据来源：全国造血干细胞移植发展规划调研（2020 年数据）

4. 患者来源和迁徙

以办理住院时的常住地为准，将本市以外的患者定义为外埠患者。总体上移植规模越大的移植中心，外埠患者占比越高。2020 年，年移植数量≤25 例的移植中心的外埠患者的占比中位值为 40%，而年移植数量在 201～300 例和≥301 例的移植中心的外埠患者的占比中位值分别升至 76% 和 80%（图 1-28）。上述数据提示移植患者向大型移植中心富集迁徙。

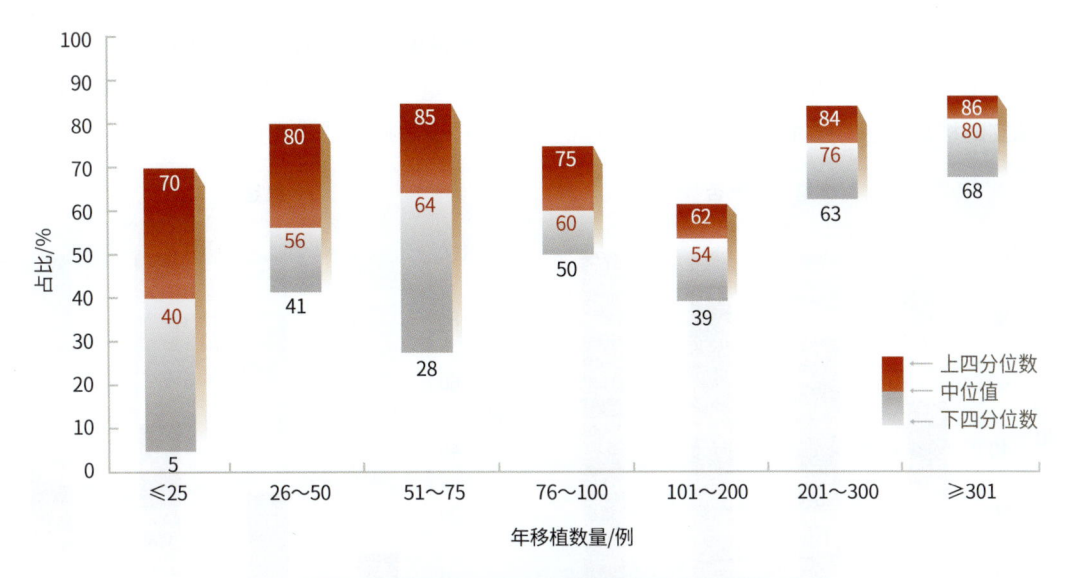

三、中国不同规模造血干细胞移植中心特点　　23

图 1-28　2020 年中国不同规模移植中心外埠患者的比例

数据来源：全国造血干细胞移植发展规划调研（2020 年数据）

四、中国造血干细胞移植中心科室功能设置特征

（一）病区

2020 年，我国 80% 的移植中心有设置独立的移植病区，但有设置专职管理团队的独立的移植后病区、独立的血液科日间病房、独立的血液科重症监护病房（intensive care unit，ICU）的移植中心分别仅为 30%、31% 和 10%（图 1-29）。移植风险较大、移植后并发症发生率高，移植后病区及移植危重患者支持建设均有待提升。

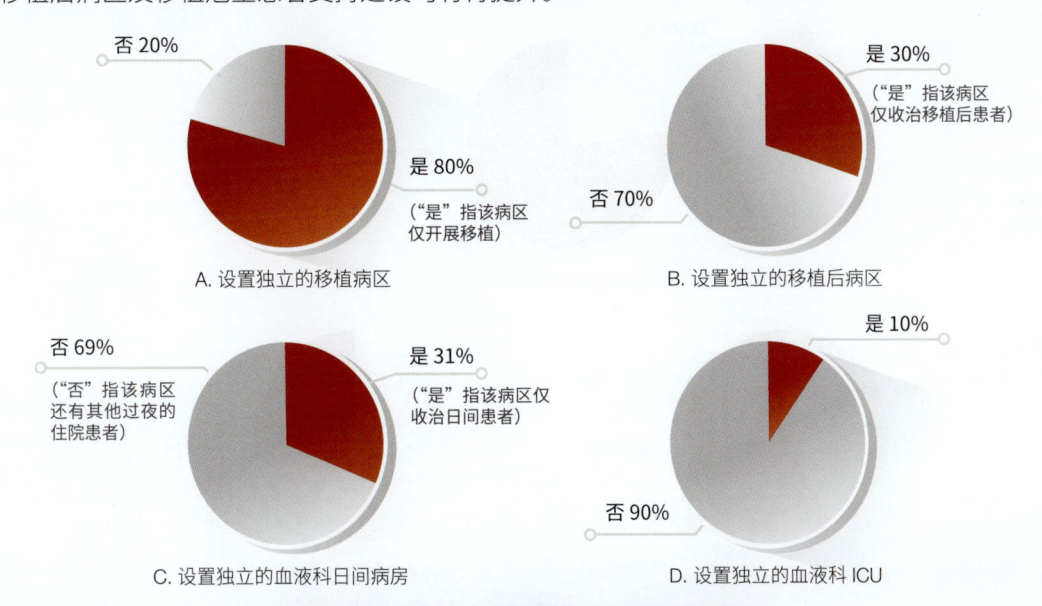

图 1-29　2020 年中国移植中心病区设置情况

数据来源：全国造血干细胞移植发展规划调研（2020 年数据）

2020年，我国规模较大的移植中心的移植病区建设更完善。2020年，年移植数量＞100例的移植中心均有设置独立的移植病区，而在年移植数量≤25例的移植中心中，仅有54%设置独立的移植病区（图1-30）。不同规模移植中心的移植后病区建设都待完善。

A. 设置独立的移植病区

B. 设置独立的移植后病区

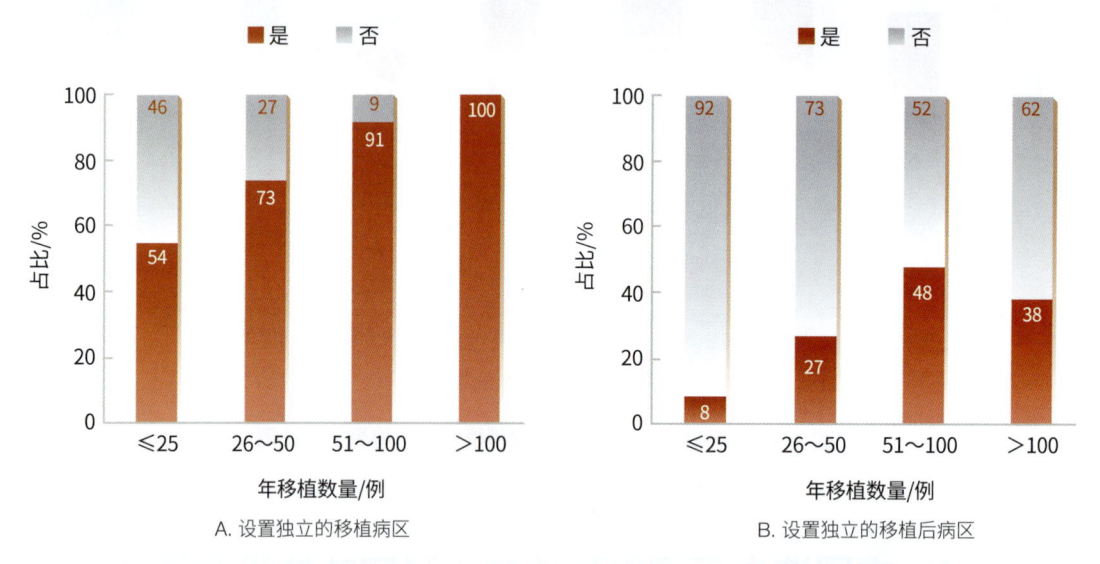

图1-30　2020年中国不同规模移植中心独立移植病区、移植后病区设置情况

数据来源：全国造血干细胞移植发展规划调研（2020年数据）

（二）亚专科门诊

2020年，我国77%的移植中心有设置血液亚专科门诊，但有设置移植亚专科门诊和移植后亚专科门诊的移植中心仅为58%和41%。提示我国移植和移植后亚专科门诊建设仍有待加强（图1-31）。

A. 设置血液亚专科门诊

B. 设置移植亚专科门诊

C. 设置移植后亚专科门诊

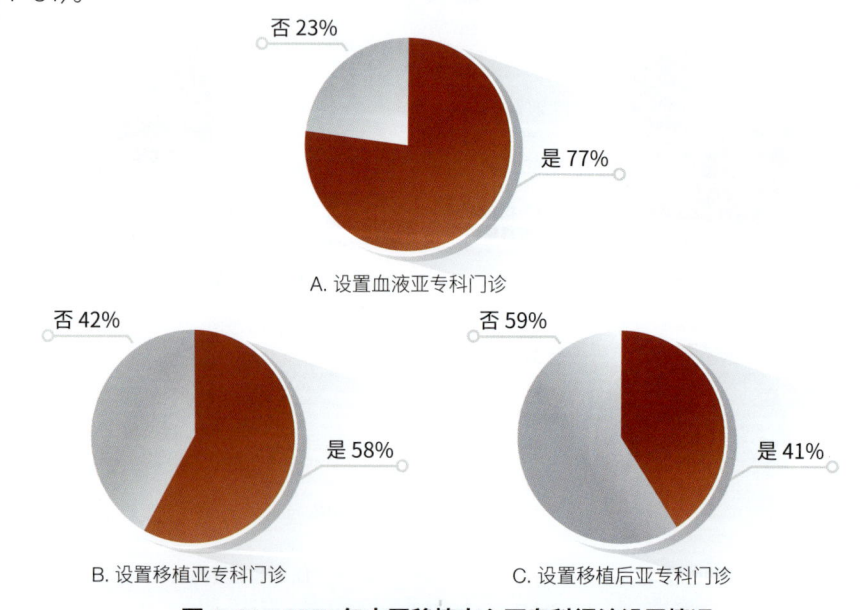

图1-31　2020年中国移植中心亚专科门诊设置情况

数据来源：全国造血干细胞移植发展规划调研（2020年数据）

五、中国造血干细胞移植中心硬件及配套建设

（一）移植专用床位

为降低感染风险，移植需要在移植专用床位——层流洁净病房（又称层流净化舱、无菌舱、移植舱）中进行。根据层流洁净病房的洁净程度，一般分为百级层流净化舱和千级层流净化病床。本报告中的移植专用床位指百级层流净化舱和千级层流净化病床的总和。

1. 移植专用床位数

2020年，我国移植中心的移植专用床位数中位值为10（5～17）[①]张，其中百级层流净化舱数的中位值为7（4～11）张、千级层流净化病床数的中位值为0（0～5）张。

总体而言，移植规模较大的移植中心的移植专用床位数更多。2020年，年移植数量≤25例的移植中心的移植专用床位数中位值为6（4～8）张，年移植数量≥301例的移植中心的移植专用床位数中位值为37（34～49）张（图1-32）。

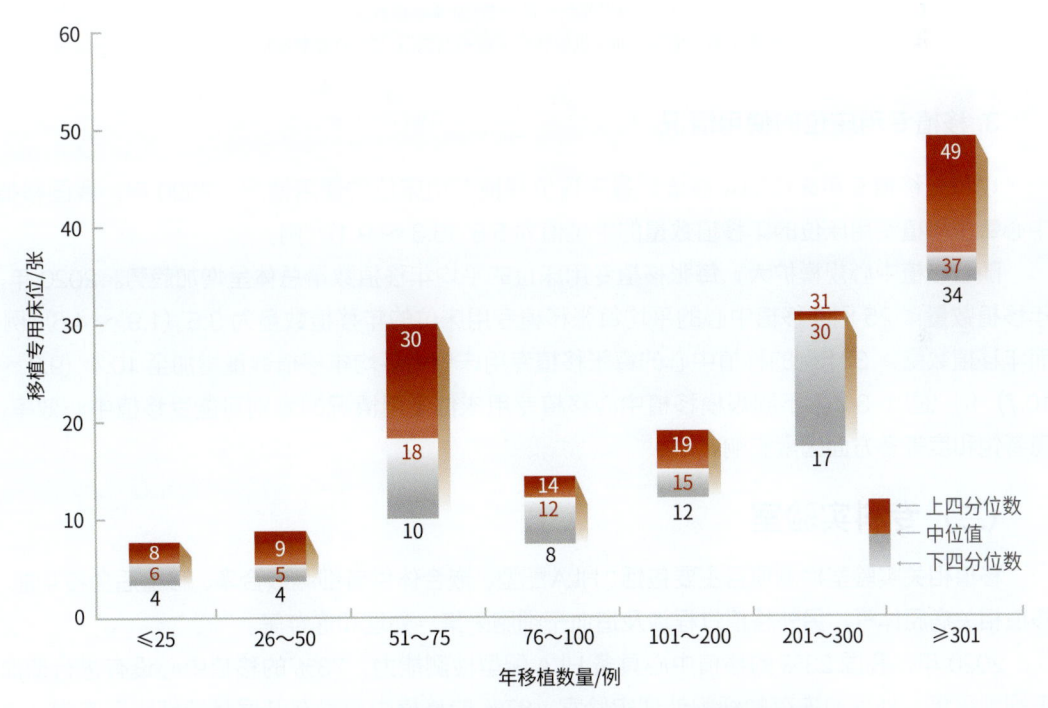

图1-32　2020年中国不同规模移植中心的移植专用床位数

数据来源：全国造血干细胞移植发展规划调研（2020年数据）

2. 移植专用床位数变化

我国移植中心的移植专用床位数中位值由2016年的8（4～15）张增至2021年的10（5～20）张。2020年，不同规模移植中心的移植专用床位数均增加。其中，年移植数量在201～300例的移植中心的移植专用床位数增长最突出，年均增长率达16%（图1-33）。

---

① 注：括号中的区间值为下四分位数～上四分位数，后同。

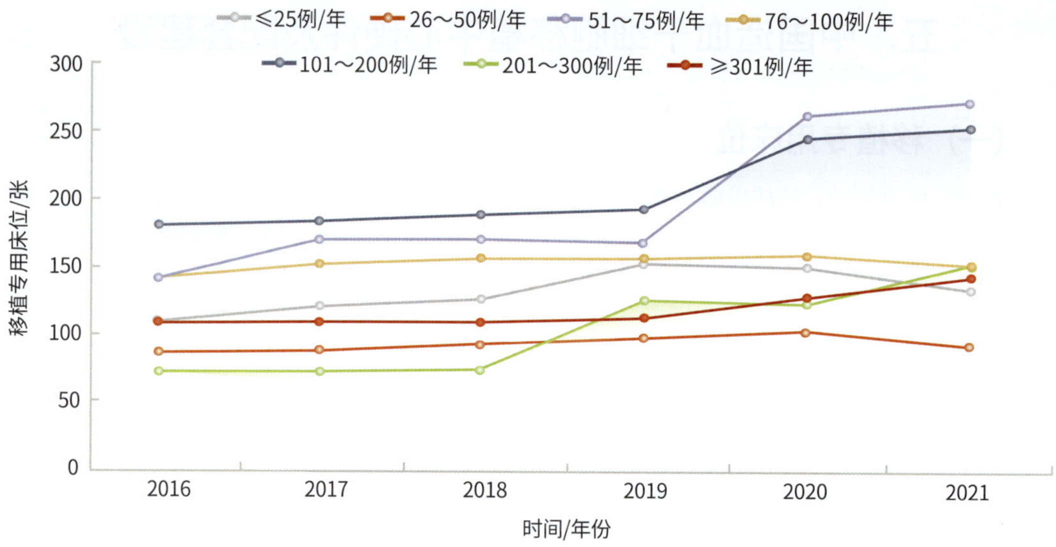

图 1-33　2016～2021 年不同规模移植中心移植专用床位数变化

移植中心规模划分基于 2020 年移植数量

数据来源：全国造血干细胞移植发展规划调研（2020 年数据）

3. 移植专用床位的使用情况

以每张移植专用床位的年移植数量来评价移植专用床位的使用情况。2020 年，我国移植中心每张移植专用床位的年移植数量的中位值为 5.8（3.3～9.1）[①] 例。

随着移植中心规模扩大，每张移植专用床位的平均年移植数量总体呈增加趋势。2020 年，年移植数量≤25 例的移植中心的平均每张移植专用床位的年移植数量为 3.5（1.9～4.6）例；而年移植数量≥301 例的移植中心的每张移植专用床位的平均年移植数量增加至 10.4（9.3～10.7）例（图 1-34）。不同规模移植中心移植专用床位使用情况的差别可能受移植中心效率、患者饱和度等多方面因素影响。

（二）专科实验室

移植相关实验室检测项目主要包括：HLA 配型、嵌合体供者细胞嵌合率、移植后免疫功能、移植相关病原体等，另外移植过程涉及造血干细胞采集、处理和冻存等。

2020 年，我国 23% 的移植中心具备 HLA 配型检测能力，73% 的移植中心设有进行造血干细胞采集、处理和冻存的细胞处理实验室，87% 的移植中心设有开展骨髓细胞形态学、流式细胞术免疫表型分析、细胞遗传学及分子遗传学等的血液病相关临床检测实验室，98% 的移植中心可以开展嵌合体供者细胞嵌合率、移植后免疫功能、移植相关病原体等移植相关检测项目（图 1-35）。上述数据提示，除外 HLA 配型检测能力，我国移植中心开展移植的专科实验室条件总体相对完善。

不同规模移植中心的专科实验室建设有所区别，总体上规模较大的移植中心，其专科实验室建设更完善。以造血干细胞采集、处理和冻存的细胞处理实验室为例，2020 年，年移植

---

① 注：括号中的区间值为下四分位数～上四分位数，后同。

五、中国造血干细胞移植中心硬件及配套建设

数量≤25例的移植中心中，配有造血干细胞采集、处理和冻存的细胞处理实验室的占比为63%，而在年移植数量＞100例的移植中心中，这一占比为86%（图1-36）。

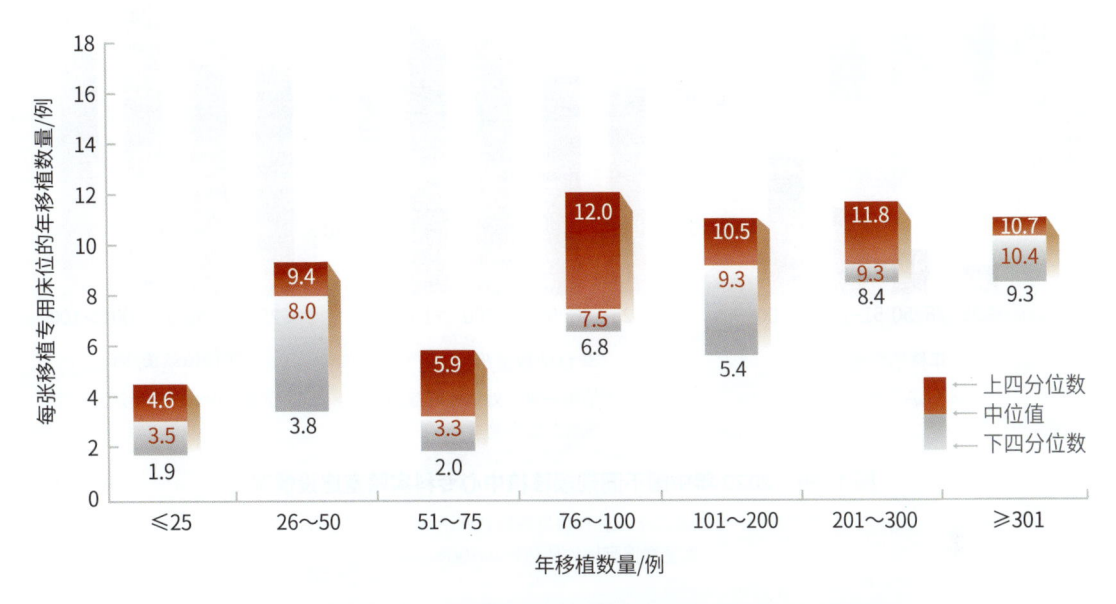

图1-34　2020年不同规模移植中心每张移植专用床位的移植数量

数据来源：全国造血干细胞移植发展规划调研（2020年数据）

A. HLA配型检测

B. 造血干细胞采集、处理和冻存的细胞处理实验室

C. 血液病相关临床检测实验室（指与血液病诊断相关的实验室，如骨髓细胞形态学、流式细胞术免疫表型分析、细胞遗传学及分子遗传学等）

D. 移植相关检测项目（包括嵌合体供者细胞嵌合率、移植后免疫功能、移植相关病原体等）

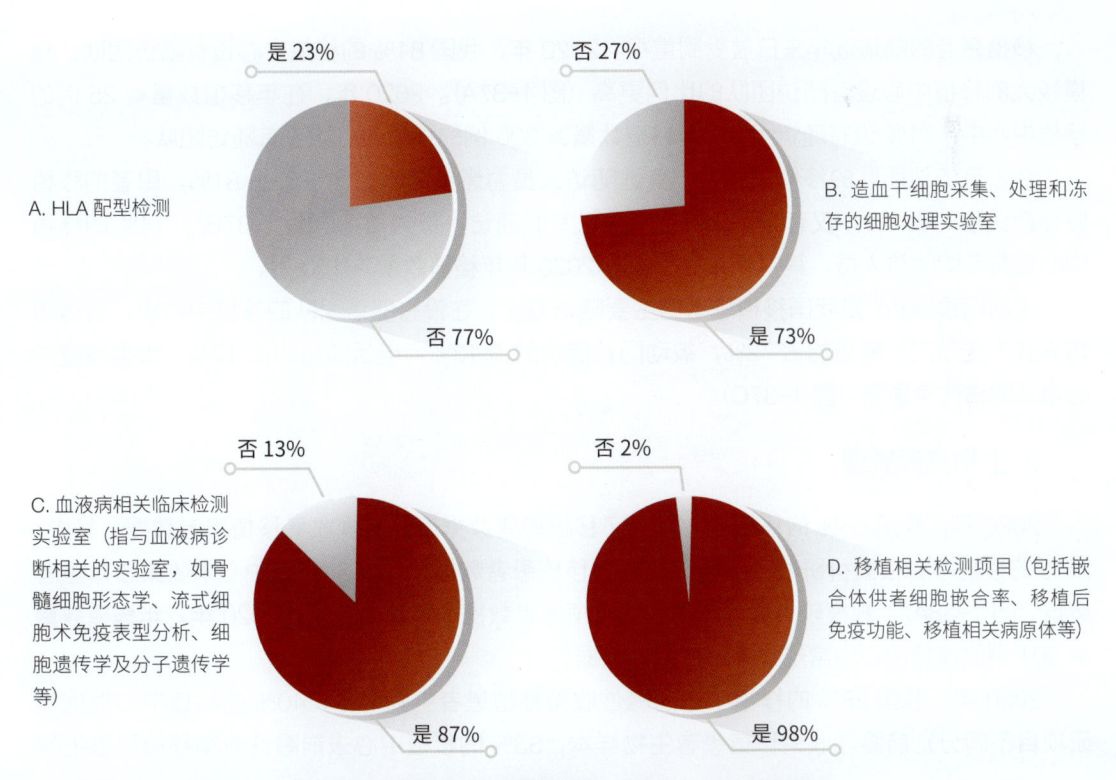

图1-35　2020年中国移植中心专科实验室建设情况

数据来源：全国造血干细胞移植发展规划调研（2020年数据）

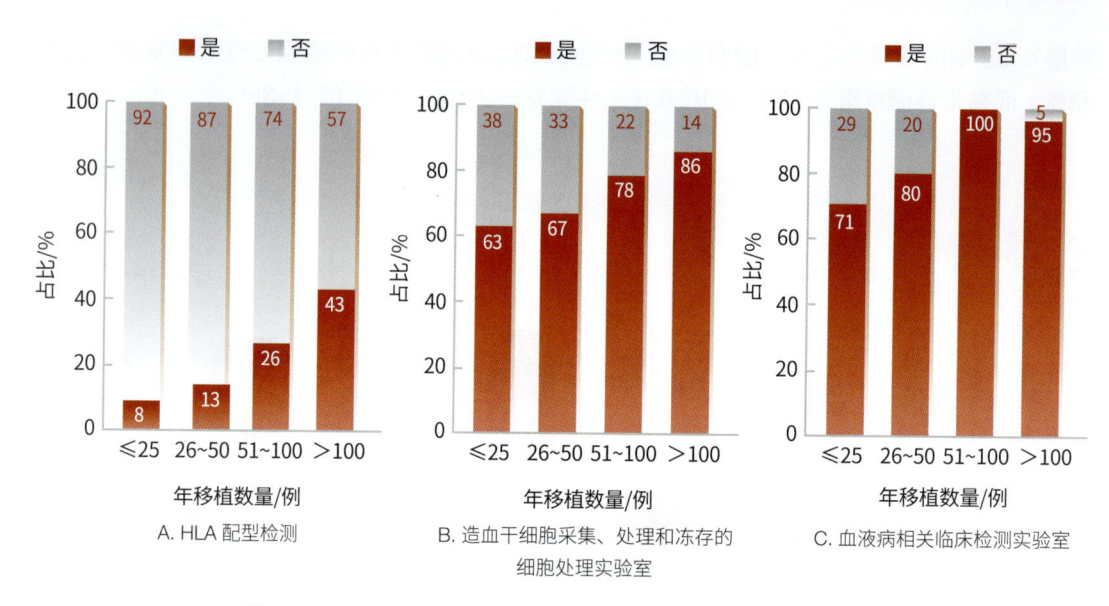

图 1-36　2020 年中国不同规模移植中心专科实验室建设情况

数据来源：全国造血干细胞移植发展规划调研（2020 年数据）

本图数据因修约使总计非 100%

（三）患者随访及生物资源管理

1. 患者随访

移植患者的随访近年来日益受到重视。2020 年，我国 81% 的移植中心设有随访团队。规模较大的移植中心设有随访团队的比例更高（图 1-37A）。2020 年，在年移植数量≤25 例的移植中心中，71% 设有随访团队；年移植数量≥300 例的移植中心均设有随访团队。

在设有随访团队的移植中心中，首选随访人员为患者的移植医生的占 81%，患者的移植后治疗医生的占 9%，仅有 3% 的移植中心以专职随访人员为首选（图 1-37B）。14% 的移植中心设有专职随访人员，其中半数移植中心 2020 年年移植数量＞100 例。

主动门诊随访①是我国移植患者的主要随访方式。在设有随访团队的移植中心中，首选随访方式为主动门诊随访的占 72%，被动门诊随访的占 13%，电话随访的占 12%。大型移植中心电话随访比例更高（图 1-37C）。

2. 生物资源管理

2020 年，我国 55% 的移植中心建立了移植患者数据库，常规收集移植患者数据。其中，25% 的移植中心根据科研项目不同分别收集移植患者数据，19% 的移植中心未收集移植患者数据（图 1-38A）。规模较大的移植中心的移植患者数据库建设更完善。2020 年，年移植数量≥301 例的移植中心均常规收集移植患者数据。

2020 年，我国 28% 的移植中心前瞻性收集移植患者生物样本，40% 的移植中心根据科研项目不同分别前瞻性收集移植患者生物样本，33% 的移植中心未前瞻性收集移植患者生物

---

① 注：主动门诊随访指医务人员主动安排患者至门诊，从而收集患者相关随访信息；被动门诊随访指患者因复诊等原因至门诊就诊时提供随访信息。

五、中国造血干细胞移植中心硬件及配套建设

样本（图 1-38B）。规模较大的移植中心更倾向于常规前瞻性收集移植患者生物样本。2020 年，67% 的年移植数量 ≥ 301 例的移植中心常规前瞻性收集移植患者生物样本。

A. 随访团队
- 无 19%
- 有 81%

B. 随访人员
- 专职随访人员 3%
- 研究生 3%
- 其他 3%
- 其他移植后治疗医生 2%
- 患者的移植后治疗医生 9%
- 患者的移植医生 81%

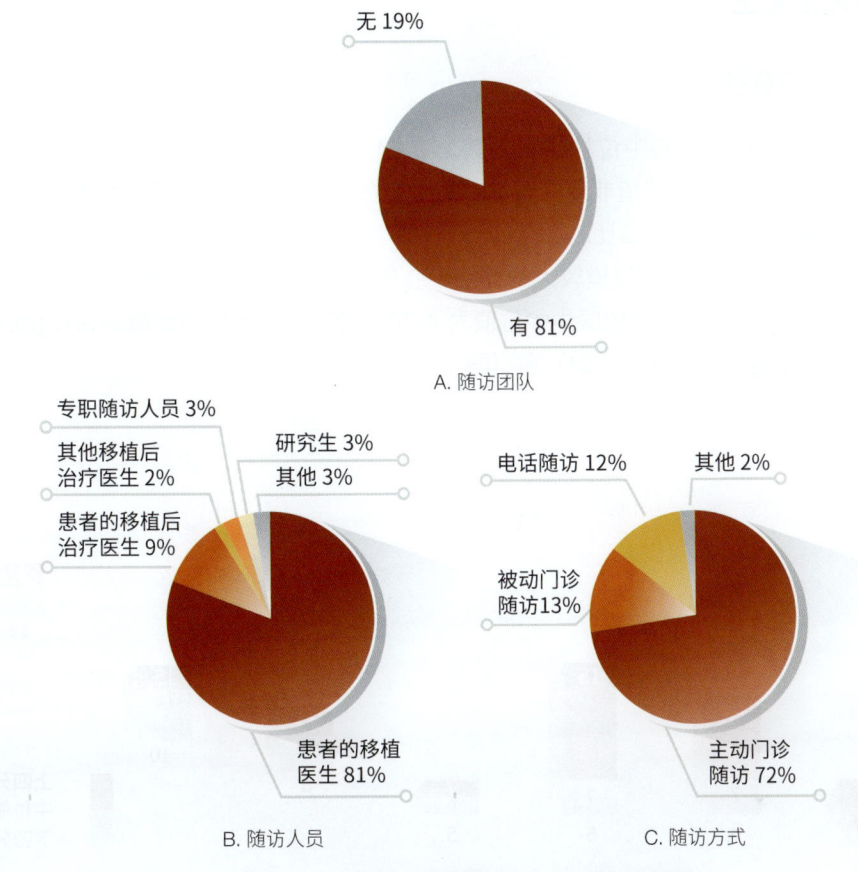

C. 随访方式
- 电话随访 12%
- 其他 2%
- 被动门诊随访 13%
- 主动门诊随访 72%

图 1-37　2020 年我国移植中心患者随访情况

数据来源：全国造血干细胞移植发展规划调研（2020 年数据）
本图数据因修约使总计非 100%

A. 移植患者数据库建设
- 未收集 19%
- 根据科研项目不同分别收集 25%
- 常规收集 55%

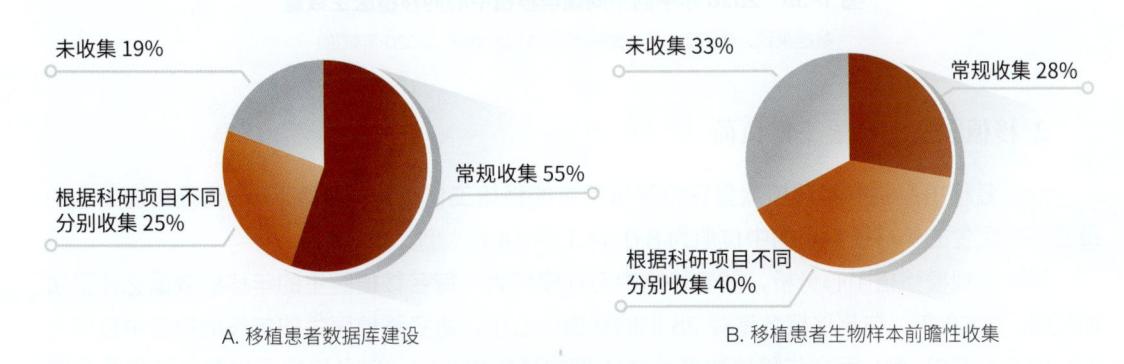

B. 移植患者生物样本前瞻性收集
- 未收集 33%
- 常规收集 28%
- 根据科研项目不同分别收集 40%

图 1-38　2020 年中国移植中心生物资源管理情况

数据来源：全国造血干细胞移植发展规划调研（2020 年数据）
本图数据因修约使总计非 100%

六、中国造血干细胞移植专业人员配置与培养特点

(一) 移植医生

1. 移植医生的数量

2020年，我国移植中心的中位移植医生数为7（4～12）[①]名。在统计移植医生数量时，既包含移植专职医生，也包含移植非专职医生。其中，在统计移植非专职医生数量时考虑了移植临床工作量在其总工作量中的占比。

按不同规模移植中心分析，规模较大的移植中心的移植医生数量总体更多。2020年，年移植数量≤25例的移植中心的移植医生中位值为4（3～7）名，年移植数量≥301例的移植中心的移植医生中位值为20（18～21）名（图1-39）。

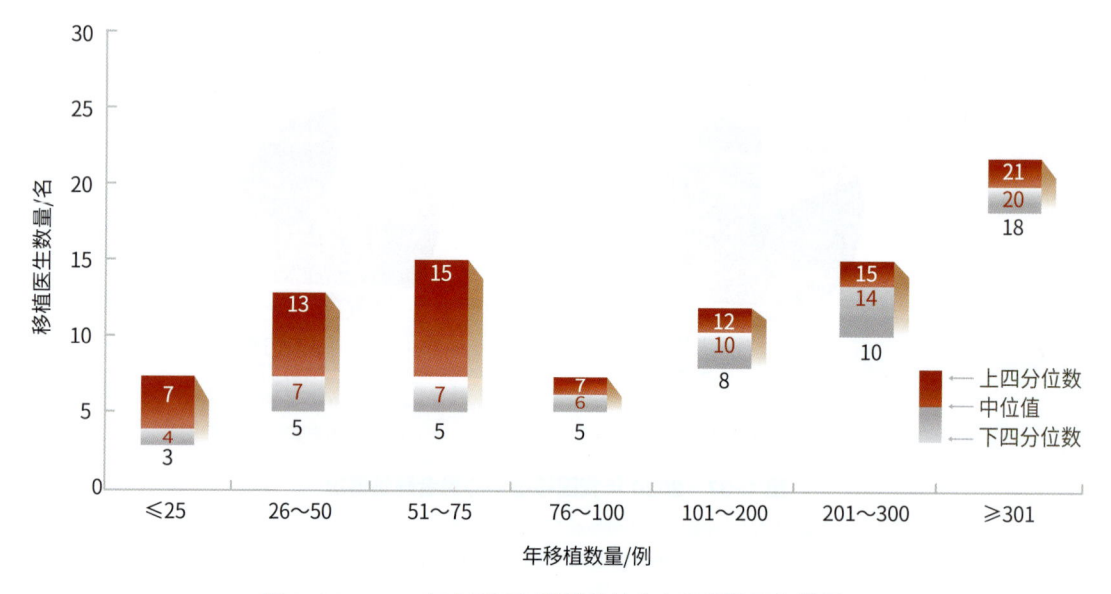

图1-39　2020年中国不同规模移植中心的移植医生数量

数据来源：全国造血干细胞移植发展规划调研（2020年数据）

2. 移植医生的移植工作负荷

以每名移植医生的年移植数量评价移植医生的移植工作负荷。2020年，我国移植中心中每名移植医生的年移植数量的中位值为8.0（4.1～14.2）[①]例。

按不同规模移植中心分析，随着移植中心规模扩大，每名移植医生的年移植数量总体呈增加趋势。2020年，在年移植数量≤25例的移植中心中，每名移植医生的年移植数量中位值为3.3（2.6～5.8）例；而在年移植数量≥301例的移植中心中，每名移植医生的年移植数量中位值增加至24.7（22.4～27.1）例（图1-40）。不同规模移植中心移植医生工作负荷的差别可能受到了移植中心效率、患者饱和度等多方面因素的影响。

---

① 注：括号中的区间值为下四分位数～上四分位数，后同。

六、中国造血干细胞移植专业人员配置与培养特点

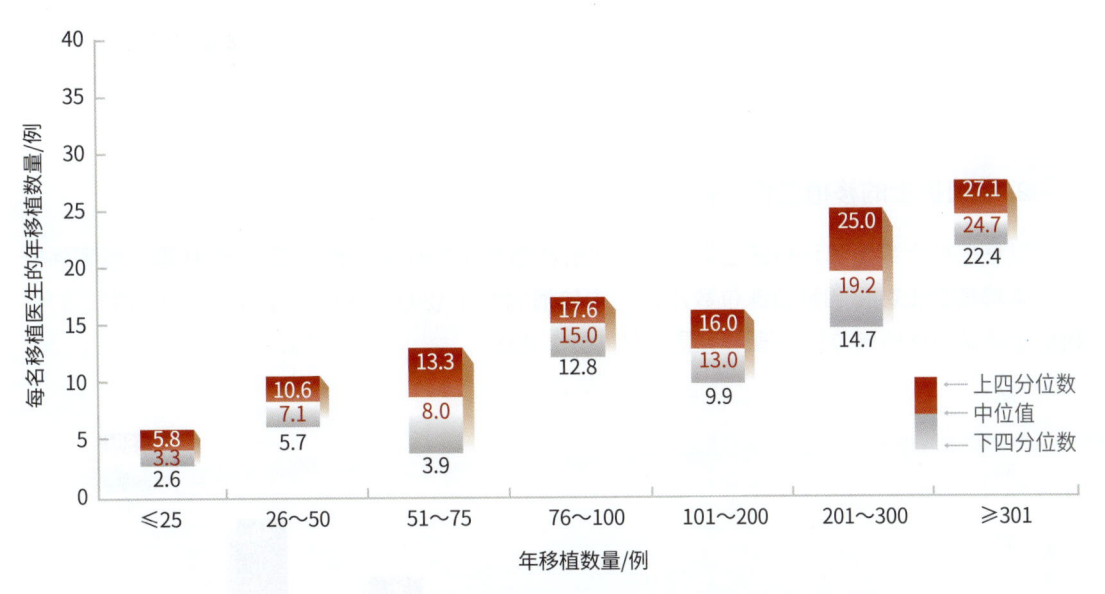

图1-40 2020年中国不同规模移植中心每名移植医生的年移植数量

数据来源：全国造血干细胞移植发展规划调研（2020年数据）

3. 移植医生的职称和学历

开展移植对移植医生的技术要求较高。2020年，我国81%移植医生具有中高级职称，其中44%为高级职称、37%为中级职称；92%移植医生具有研究生学历，其中44%为博士研究生学历、48%为硕士研究生学历（图1-41）。

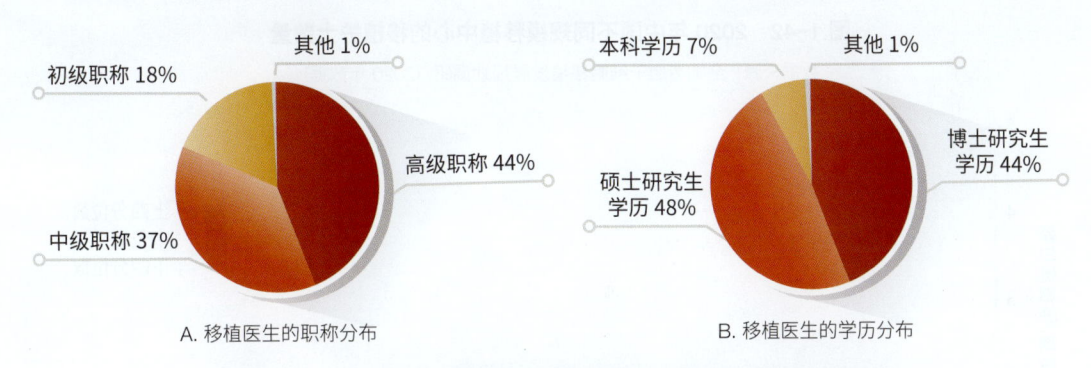

A. 移植医生的职称分布

B. 移植医生的学历分布

图1-41 2020年中国移植中心移植医生的职称和学历分布情况

数据来源：全国造血干细胞移植发展规划调研（2020年数据）

（二）移植护士

1. 移植护士的数量

2020年，我国移植中心的中位移植护士数为15（9～23）[1]名。由于从事移植护理的护士大多为专职护士，故将在移植中心从事移植护理的护士人数计为移植护士数量。

---

[1] 注：括号中的区间值为下四分位数～上四分位数，后同。

按不同规模移植中心分析，移植规模较大的中心移植护士数量更多。2020年，我国年移植数量≤25例的移植中心的移植护士中位值为7（6～15）[①]名，年移植数量≥301例的移植中心的移植护士中位值为52（47～56）名（图1-42）。

2. 移植护士的移植工作负荷

以移植护士数量和移植床位数的比值评价移植护士的移植工作负荷。2020年，我国移植中心中移植护士数量和移植床位数比值的中位值为2.0（2.0～2.0）。不同规模移植中心的移植护士数量和移植床位数比值无明显差别（图1-43）。

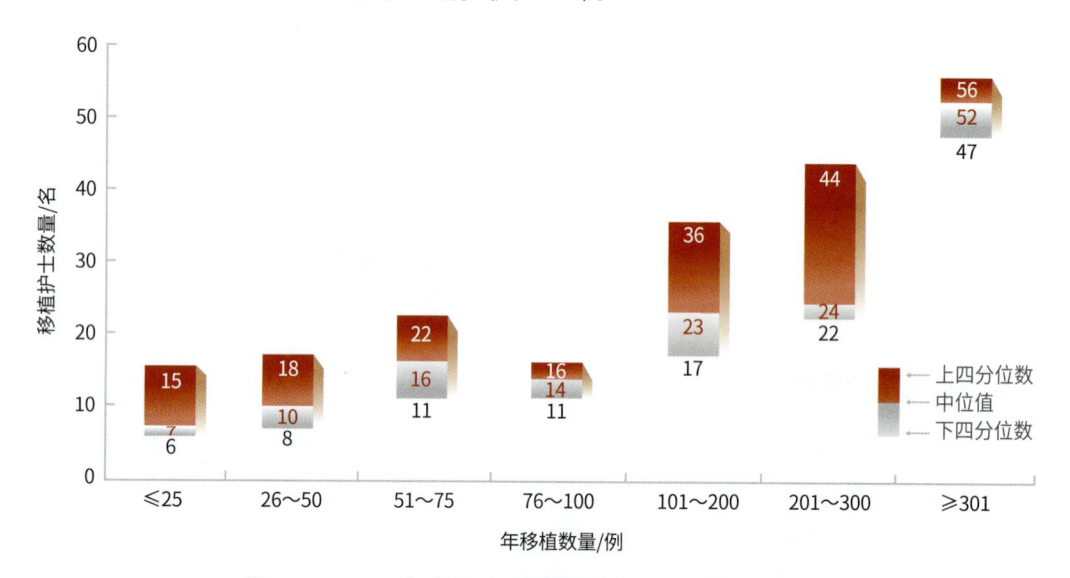

图1-42　2020年中国不同规模移植中心的移植护士数量

数据来源：全国造血干细胞移植发展规划调研（2020年数据）

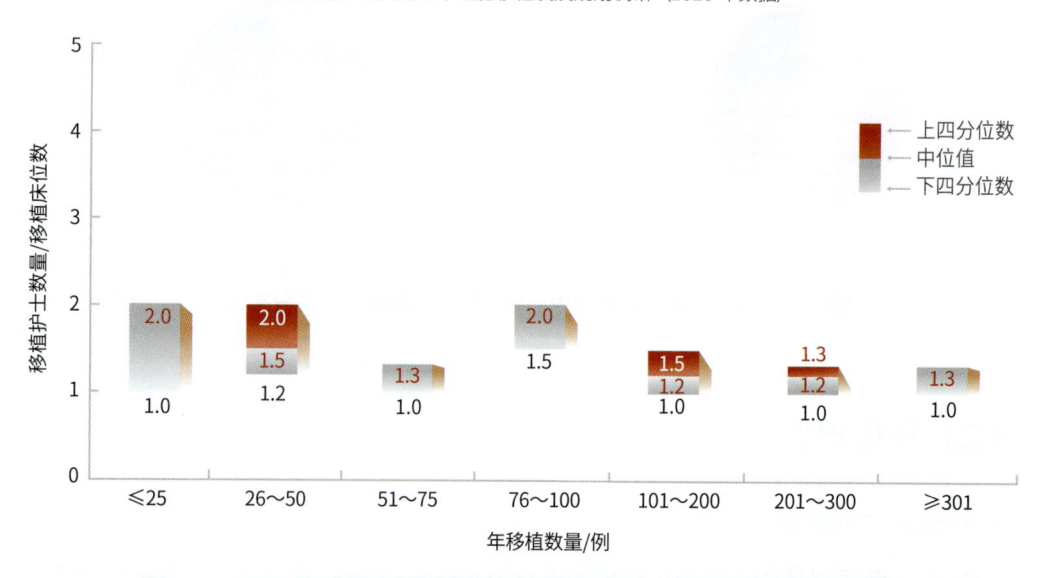

图1-43　2020年中国不同规模移植中心的移植护士数量和移植床位数比值

数据来源：全国造血干细胞移植发展规划调研（2020年数据）

---

① 注：括号中的区间值为下四分位数～上四分位数，后同。

3. 移植护士的职称和学历

2020年，我国移植护士中36%具有中级职称，59%具有初级职称；移植护士中75%具有本科学历，4%具有硕士研究生学历（图1-44）。

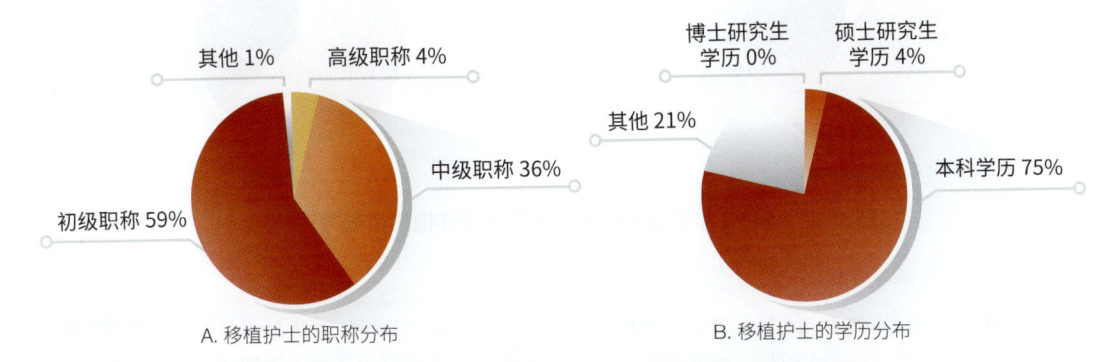

A. 移植护士的职称分布
- 其他 1%
- 高级职称 4%
- 中级职称 36%
- 初级职称 59%

B. 移植护士的学历分布
- 博士研究生学历 0%
- 硕士研究生学历 4%
- 其他 21%
- 本科学历 75%

图 1-44　2020年中国移植中心的移植护士的职称和学历情况

数据来源：全国造血干细胞移植发展规划调研（2020年数据）

七、中国造血干细胞移植诊治现状

（一）移植的等待时间

拟行移植的患者经过治疗和匹配供者（匹配供者仅针对异体移植）具备移植条件后，建议尽早行移植治疗。但因为医疗资源限制（如层流洁净病房不足），在一些移植中心患者需要等待一段时间（排舱）后才能进行移植。移植的等待时间一定程度上反映了现有医疗资源是否能够满足患者的移植治疗需求。

1. 不同类型移植的排舱等待时间

2020年，在开展自体移植的移植中心中，42%平均排舱等待时间＜1个月，33%平均排舱等待时间为1～2个月、13%平均排舱等待时间为2～3个月，5%平均排舱等待时间＞3个月（图1-45A）。在开展异基因移植的移植中心中，36%平均排舱等待时间＜1个月，41%平均排舱等待时间为1～2个月，11%平均排舱等待时间为2～3个月，2%平均排舱等待时间＞3个月（图1-45B）。上述数据提示，我国现有医疗资源尚未全面满足患者的移植治疗需求，存在较大提升空间。

2. 不同规模移植中心移植的排舱等待时间

2020年，在开展自体移植的移植中心中，无论规模大小均存在相当比例的移植中心需要较长排舱等待时间。其中，排舱等待时间＞1个月的移植中心占29%～80%，排舱等待时间与移植中心规模无明显相关性（图1-46A）。在开展异基因移植的移植中心中，总体来说，规模较大的移植中心排舱等待时间更长，在年移植数量≤25例的移植中心中，排舱等待时间＞1个月的占25%；在年移植数量在201～300例和年移植数量≥301例的移植中心中，排舱等待时间＞1个月的分别达80%和67%（图1-46B）。

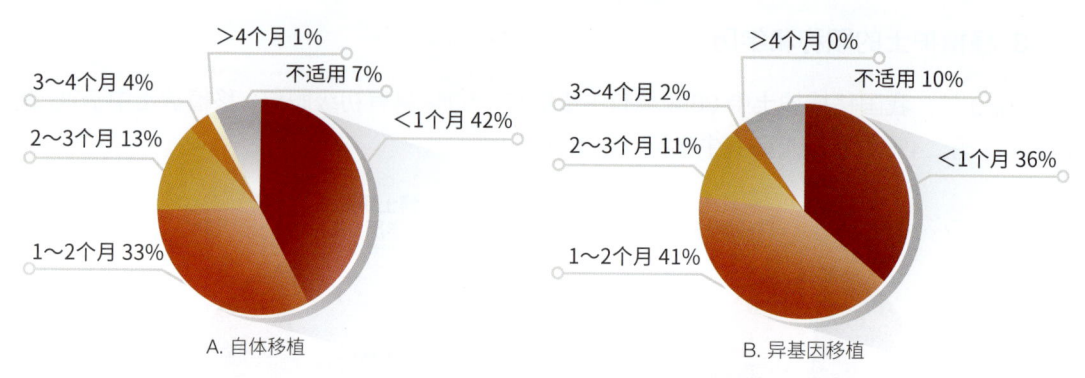

图 1-45　2020 年中国移植中心不同类型移植的排舱等待时间

数据来源：全国造血干细胞移植发展规划调研（2020 年数据）

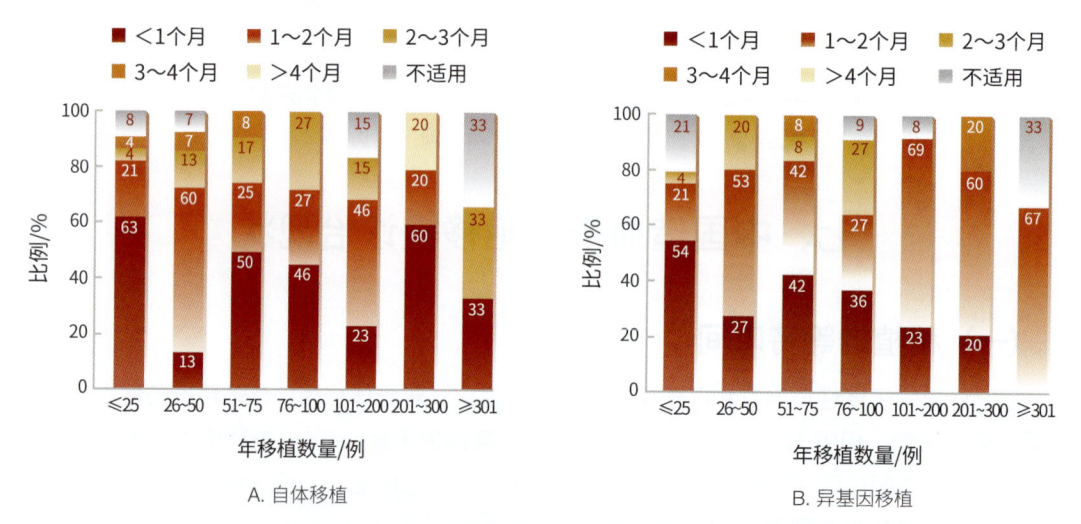

图 1-46　2020 年中国不同规模移植中心不同类型移植的排舱等待时间

数据来源：全国造血干细胞移植发展规划调研（2020 年数据）

本图数据因修约使总计非 100%

（二）移植主要并发症的发生率

移植的并发症种类较多且发生率较高，表 1-2 列举了移植的主要并发症及发生率。

（三）移植的治疗和随诊模式

1. 移植患者出舱后的流向

2020 年，我国自体移植患者出舱后流向为直接出院回家和在本院血液科病房继续观察治疗的分别占 45% 和 43%（图 1-47A）。异基因移植患者出舱后流向为在本院血液科病房和在本院移植后病房继续观察治疗的分别占 56% 和 35%（图 1-47B）。异基因移植和自体移植患者出舱后流向的不同反映了不同的治疗需求，异基因移植后患者并发症的发生率高，通常需要在医疗机构内继续观察治疗；而自体移植后不会发生 GVHD，且发生其他并发症的风险也低于异基因移植，因此，自体移植后经过医生评估，患者可以直接出院回家（移植患者出舱后的具体流向将根据不同医院的具体情况而有所区别）。

表 1-2　移植主要并发症及发生率

移植主要并发症	发生率
植入功能不良	5%～27%[6]
GVHD	9%～50%[6]
Ⅲ/Ⅳ度急性 GVHD	13%～47%[7]
慢性 GVHD	30%～70%[8]
重度慢性 GVHD	28%[9]
IFI	7.7%（确诊和临床诊断）；19%（拟诊）[10]
CMV 感染	18%～85%（异基因移植）[11]
EBV 感染	8.8%～65%（异基因移植）[12,13]
复发	10%～20%（急性白血病缓解状态移植后）；50%～74%[未缓解（难治/复发）状态移植后][1]

注：IFI 即侵袭性真菌感染（invasive fungal infection）；CMV 即巨细胞病毒（cytomegalovirus）；EBV 即 EB 病毒（Epstein-Barr virus）。

A. 自体移植患者出舱后流向（其他 4%、本院血液科病房 43%、回家 45%、本院移植后病房 8%）

B. 异基因移植患者出舱后流向（其他 5%、医联体 4%、本院移植后病房 35%、本院血液科病房 56%）

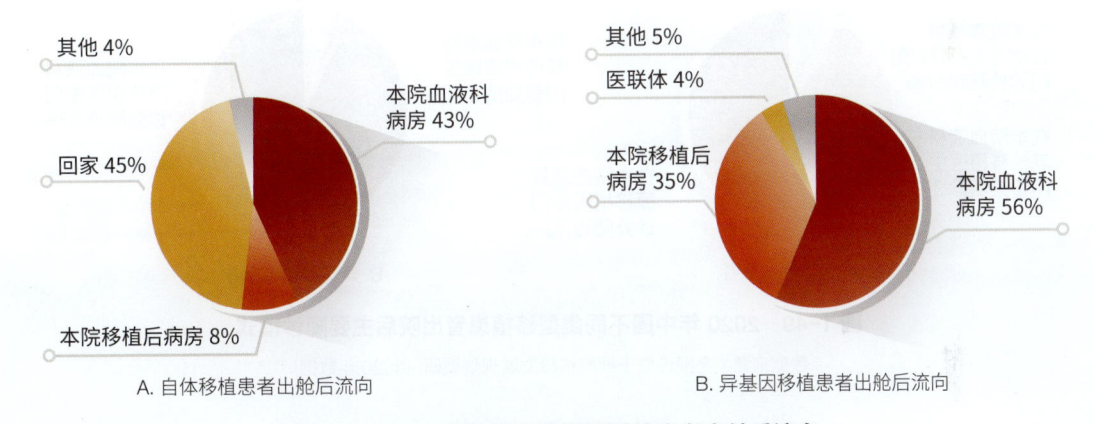

图 1-47　2020 年中国不同类型移植患者出舱后流向

数据来源：全国造血干细胞移植发展规划调研（2020 年数据）

2. 需要生命支持的移植患者的流向

移植患者病情危重，出现严重并发症时需要呼吸机、连续性肾脏替代治疗（continuous renal replacement therapy，CRRT）等生命支持治疗。2020 年，我国 72% 的移植中心将需要生命支持的移植患者转至本院其他 ICU，仅 5% 的移植中心设有血液科 ICU（图 1-48）。

3. 移植患者出院后的随诊模式

移植患者移植后面临并发症和复发的风险，故需要定期、长期随诊。无论异基因移植还是自体移植，患者出院后主要都在本院血液科原移植医生门诊处随诊。2020 年，我国自体移植患者中出院后在本院血液科原移植医生门诊处随诊的占比为 72%，另有 17% 的患者出院后在本院血液科其他医生（非移植）门诊处随诊（图 1-49A）。异基因移植患者中出院后在本院血液科原移植医生门诊处随诊的占比更高，占所有随诊模式的 93%（图 1-49B）。上述数据提示，我国移植患者出院后随诊基本都在原移植中心进行。

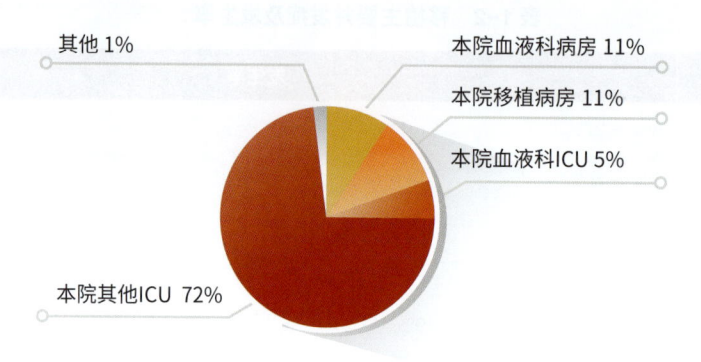

其他 1%
本院血液科病房 11%
本院移植病房 11%
本院血液科ICU 5%
本院其他ICU 72%

图 1-48　2020 年中国需要生命支持的移植患者的流向

数据来源：全国造血干细胞移植发展规划调研（2020 年数据）

在其他医院血液科门诊处随诊 2%
因医生不同而存在差异 6%
在本院血液科其他医生（非移植）门诊处随诊 17%
在本院血液科其他移植医生门诊处随诊 3%
在本院血液科原移植医生门诊处随诊 72%

A. 自体移植患者

因医生不同而存在差异 1%
其他 4%
在本院血液科其他移植医生门诊处随诊 2%
在本院血液科原移植医生门诊处随诊 93%

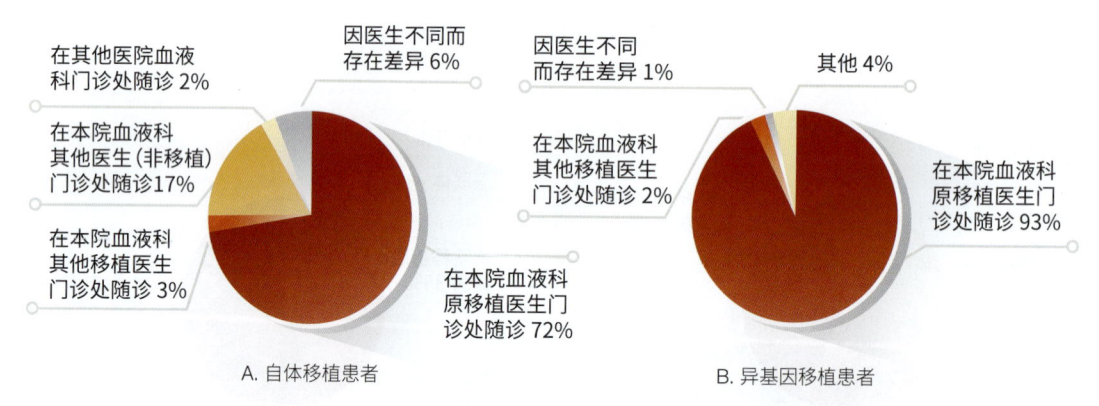

B. 异基因移植患者

图 1-49　2020 年中国不同类型移植患者出院后主要随诊模式

数据来源：全国造血干细胞移植发展规划调研（2020 年数据）

第二部分

中国造血干细胞移植领域发展和规划要点

一、中国造血干细胞移植领域生态发展的启示与建议

（一）移植规模发展趋势

1. 移植发展前景巨大

近年来中国移植数量快速增加，2021 年和 2022 年均突破 18 000 例。根据国际血液与骨髓移植研究中心（Center for International Blood and Marrow Transplant Research，CIBMTR）和欧洲血液与骨髓移植学会（European Cooperative Group for Bone Marrow Transplantation，EBMT）的统计，2020 年美国和欧洲的移植数量分别为 22 000 例[1]和 45 364 例[14]。考虑人口基数，中国的移植数量约为 1.3 例/10 万人[2]，美国约为 6.6 例/10 万人[3]，欧洲约为 6.1 例/10 万人[15]。由此估计，和欧美国家相比，中国未被满足的移植需求较大（图 2-1）。

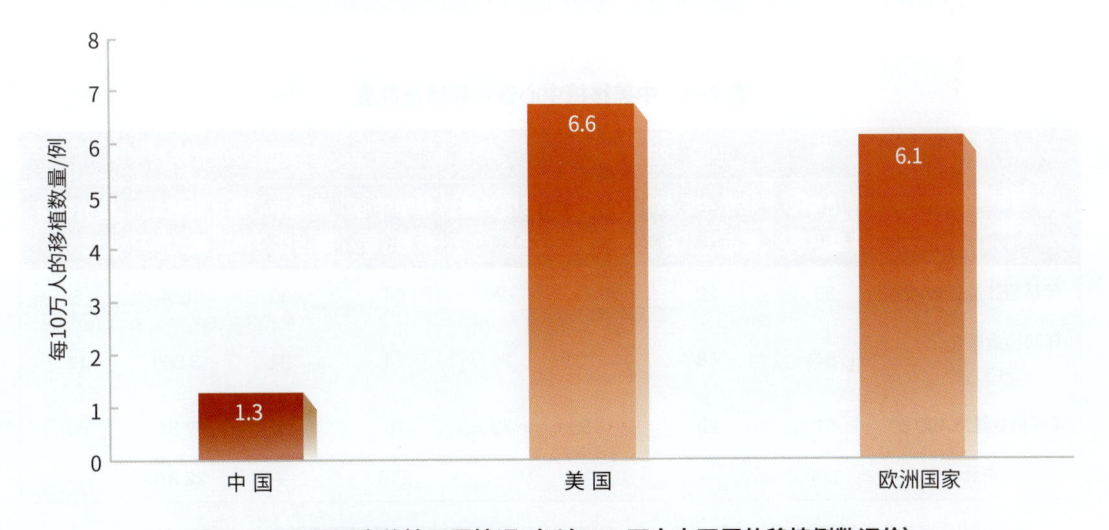

图 2-1　不同国家移植开展情况（以每 10 万人中开展的移植例数评价）

中国数据来源：中国造血干细胞移植登记；美国数据来源：国际血液与骨髓移植研究中心（CIBMTR）；欧洲国家数据来源：欧洲血液与骨髓移植学会（EBMT）

此外，移植的发展还与社会经济水平、医保政策、患者和家属认知等多方面因素有关[16]。近年来，随着亲缘不全相合供者移植技术的发展、我国整体经济水平的提高、医保政策的优化及人民群众健康知识的普及，中国的移植数量持续增长，而美国等发达国家近年来的移植数量相对稳定（图 2-2）。预期未来数年中国移植规模还将持续增长，因此全国移植中心亟须扩容。

2. 移植增长的主导中心

美国等发达国家移植发展相对成熟，发展速度和规模趋于稳定，故将美国移植数据作为对比分析发力点。通过中美数据对比，发现年移植数量＜25 例和＞100 例的移植中心数占比和移植量占比均低于美国[1, 4]（表 2-1）。预期未来中国将有更多移植中心规模扩大，同时也将有更多新兴移植中心出现，共同满足患者的移植治疗需求。

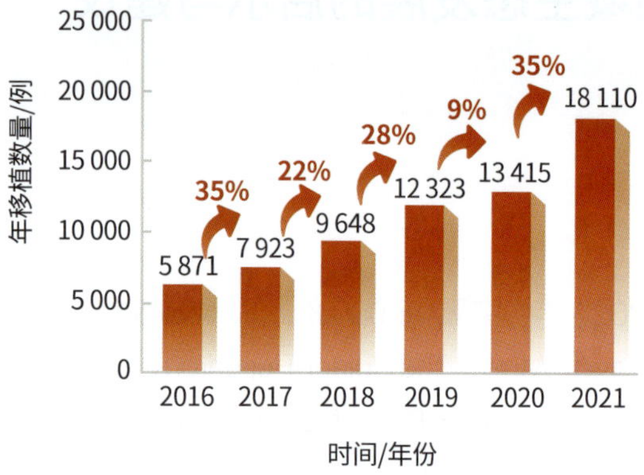

图 2-2 2016～2021 年中美移植数量

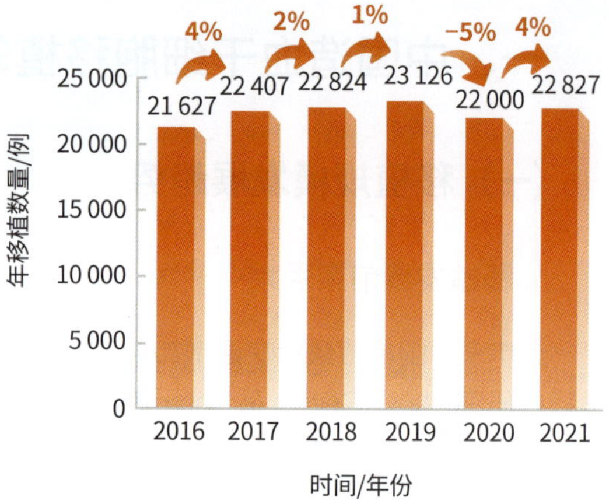

中国数据来源：中国造血干细胞移植登记；美国数据来源：国际血液与骨髓移植研究中心（CIBMTR）

表 2-1 中美移植中心数量和移植数量

移植规模	中国（2021 年）				美国（2020 年）			
	移植中心数量（家）	移植中心数量占比（%）	移植数量（例）	移植数量占比（%）	移植中心数量（家）	移植中心数量占比（%）	移植数量（例）	移植数量占比（%）
年移植数量＜25 例	39	22	452	2	64	30	684	3
年移植数量在 25～100 例	84	48	4 476	25	74	34	3 869	17
年移植数量＞100 例	51	29	13 182	73	78	36	17 817	80
总计	174	—	18 110		216		22 370	

注：中国数据来源：中国造血干细胞移植登记[4]；美国数据来源：国际血液与骨髓移植研究中心（CIBMTR）。

3. 新兴移植中心的发展现状与趋势

2018 年后中国新兴移植中心开始集中涌现。新兴移植中心和非新兴移植中心在自体移植和异基因移植的侧重上呈现不同趋势。根据"全国造血干细胞移植发展规划调研"，多数新兴移植中心选择优先发展自体移植，随着移植的开展，自体移植在其移植总量中的占比总体呈下降趋势，从 78%（2016 年）降至 60%（2021 年）；而非新兴移植中心自体移植的占比呈缓慢上升趋势，从 24%（2016 年）升至 33%（2021 年）（图 2-3）。

新兴移植中心目前的移植规模总体较小，但呈现快速增长趋势。2016～2021 年新兴移植中心移植数量的年均增长率为 111%，随着移植年限的延长，移植增长率呈下降趋势，同期非新兴移植中心移植数量的年均增长率为 15%（图 2-4）。随着移植需求增加，预期中国将会出现更多快速发展的新兴移植中心。

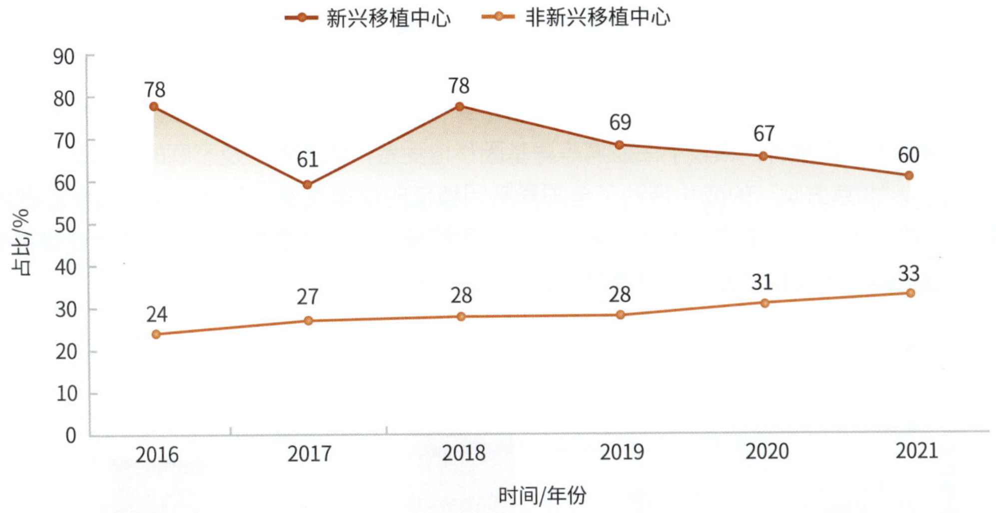

一、中国造血干细胞移植领域生态发展的启示与建议　　41

图 2-3　2016～2021 年中国新兴与非新兴移植中心自体移植占比的变化趋势

数据来源：全国造血干细胞移植发展规划调研（2020 年数据）

A. 新兴移植中心（数据来自 12 家移植中心）　　B. 非新兴移植中心（数据来自 71 家移植中心）

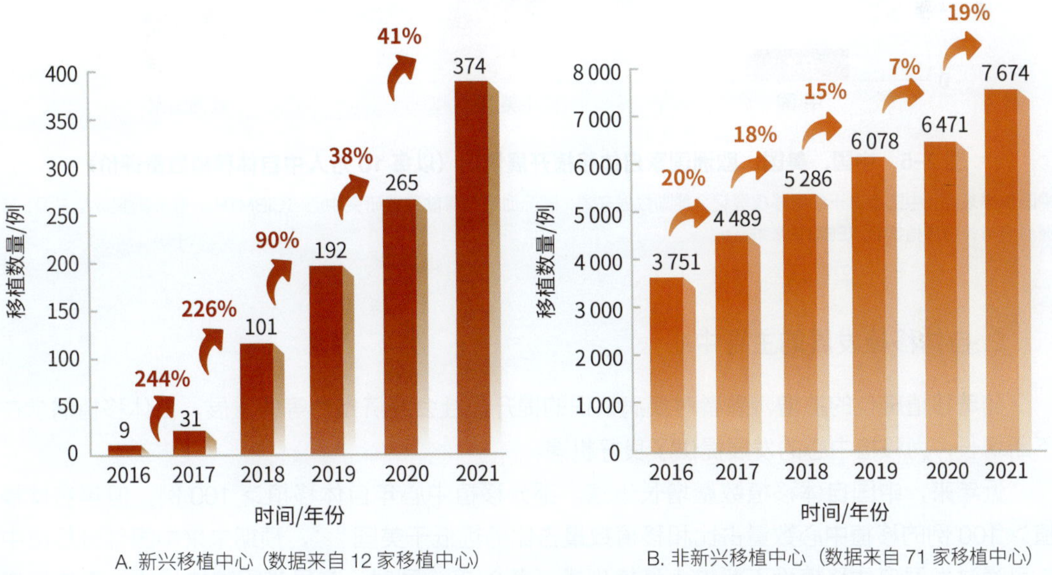

图 2-4　2016～2021 年中国新兴与非新兴移植中心的移植数量

数据来源：全国造血干细胞移植发展规划调研（2020 年数据）

（二）自体移植规模发展现状与趋势

1. 自体移植的发展机遇

自体移植是治疗多发性骨髓瘤、淋巴瘤及中低危急性白血病等疾病的重要手段。中国从 20 世纪 80 年代开始开展自体移植，2022 年中国自体移植数量为 5 523 例，占移植总量的 30.4%；而 2020 年美国自体移植的数量和在移植总量中的占比分别为 12 974 例和 59.0%[1]，同期，欧洲自体移植的数量和在移植总量中的占比分别为 26 568 例和 58.6%[14]。基于相应人口基数，中国的自体移植数量为 0.4 例 /10 万人 [2]，美国为 3.9 例 /10 万人 [3]，欧洲国家为 3.6 例 /10 万人 [15]（图 2-5）。因此，中国的自体移植数量和比例仍明显低于欧美等发达国家，其可能原因主要有：中国目前移植设施配套不能完全满足现有需求，且淋巴瘤、骨髓瘤等自体移植受者往往为老年患者，相较于白血病等异基因移植受者，患者本人及家庭的移植意愿相对较弱。此外，"北京方案"的成功带动了全国异基因移植的快速发展，包括小型移植中心在内的全国移植中心更倾向于实施技术难度更大的异基因移植。但预期未来中国自体移植数量将继续增长，这可能与移植相关资源、患者对疾病的认识以及社会经济因素等限制有关。

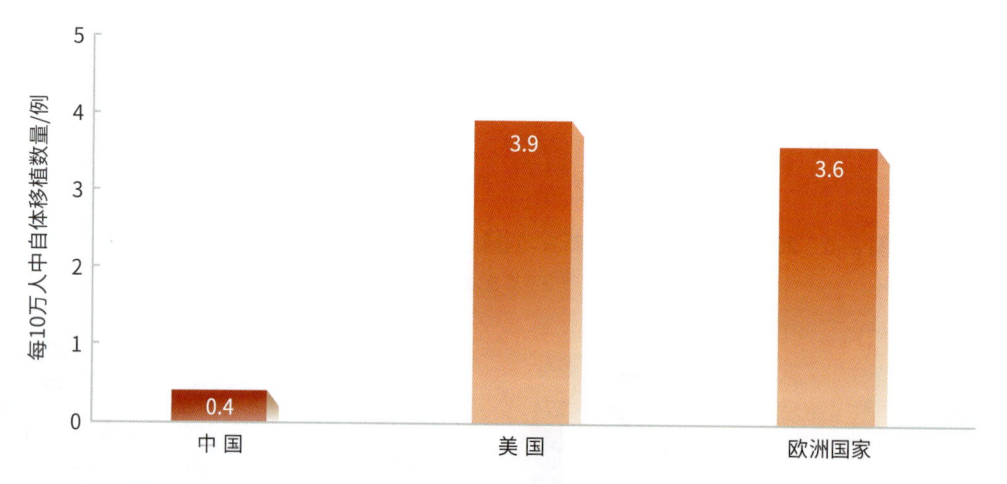

图 2-5　中国、美国、欧洲国家自体移植开展情况（以每 10 万人中自体移植数量评价）

中国数据来源：中国造血干细胞移植登记；美国数据来源：国际血液与骨髓移植研究中心（CIBMTR）；欧洲国家数据来源：欧洲血液与骨髓移植学会（EBMT）

2. 自体移植发展的主导中心

随着移植床位的扩增、患者对疾病认识的提升及社会经济条件等的发展，自体移植需求在不断增长，为移植中心的发展提供了良好机遇。

近年来，中国自体移植数量增长迅速，部分移植中心年自体移植＞ 100 例。但年自体移植＞ 100 例的移植中心数量占比和移植数量占比仍远低于美国 [1, 4]，预期未来中国部分移植中心可通过发展自体移植而不断扩大移植规模（表 2-2）。同时，与异基因移植相比，自体移植对技术难度要求相对较低，更容易开展。近年来小型移植中心和新型移植中心呈现出侧重发展自体移植的趋势，未来这部分移植中心自体移植的发展将可能更好地满足患者自体移植的需求。

（三）异基因移植规模发展现状与趋势

1. 差异化定位

过去数十年，中国在异基因移植上的发展有目共睹，特别是亲缘不全相合供者移植技术的突破基本解决了供者来源的关键限制问题，形成了中国以亲缘不全相合供者移植为主的异基因移植特色。

表 2-2　中美自体移植中心数量和自体移植数量

移植规模	中国（2021 年）				美国（2020 年）			
	移植中心数量（家）	移植中心数量占比（%）	移植数量（例）	移植数量占比（%）	移植中心数量（家）	移植中心数量占比（%）	移植数量（例）	移植数量占比（%）
年自体移植数量＜25 例	100	59	1 082	20	95	44	884	7
年自体移植数量在 25～100 例	60	36	2 915	54	79	37	4 517	34
年自体移植数量＞100 例	9	5	1 357	25	42	19	7 891	59
总计	169	—	5 354	—	216	—	13 292	—

注：①中国数据来源：中国造血干细胞移植登记[4]；美国数据来源：国际骨髓移植研究中心（CIBMTR）。②本表数据因修约使总计非 100%。

异基因移植的难度高于自体移植，根据 CIBMTR 数据，美国以自体移植为主，其中 14% 的移植中心仅开展自体移植[1]，但约翰·霍普金斯大学西德尼·基梅尔综合癌症中心和福瑞德·哈金森癌症研究中心等美国大型移植中心则侧重发展和优化异基因移植技术。此外，不同类型的异基因移植难度不同，中国大型移植中心承担了更多难度较大的亲缘不全相合供者移植，而中小型移植中心更多地开展技术难度相对较低的全相合移植。因此，需要根据不同移植中心的特点和发展需求对移植中心进行差异化定位发展。

2. 特色化定位

发展脐血移植、地方病（如地中海贫血等）移植、先天性遗传代谢性疾病移植和老年患者移植等，不仅可作为移植中心的特色化发展契机，也可以更好满足患者的临床需求。值得注意的是，尽管移植在老年患者中应用逐渐增加，但相较于欧美国家移植登记及发展规划调研数据，中国老年患者移植占比仍较低，且分布较为集中。我国老年患者存在较大的移植需求，可能成为未来移植发展的重要方向之一。

（四）大型移植中心的特征

2020 年"全国造血干细胞移植发展规划调研"数据提示，年移植数量＞100 例的大型移植中心具有以下特点：血液科规模较大（科室床位数＞100 张）、移植专用床位的利用率较高（每个舱年移植数量≥8 例）、移植医生工作量相对较大（每名移植医生年移植数量≥8 例）（图 2-6A）。

根据 2020 年"全国造血干细胞移植发展规划调研"数据，进一步分析大型自体和异基因移植中心的特征，提示自体移植发展规模可能受科室床位规模和移植床位的移植效率影响；而异基因移植发展规模可能与医院地理位置、科室床位规模、医生和移植床位的移植效率，及科室的科研发展意识相关（图 2-6B、图 2-6C）。上述数据为不同移植中心规划发展方向提供了参考思路。

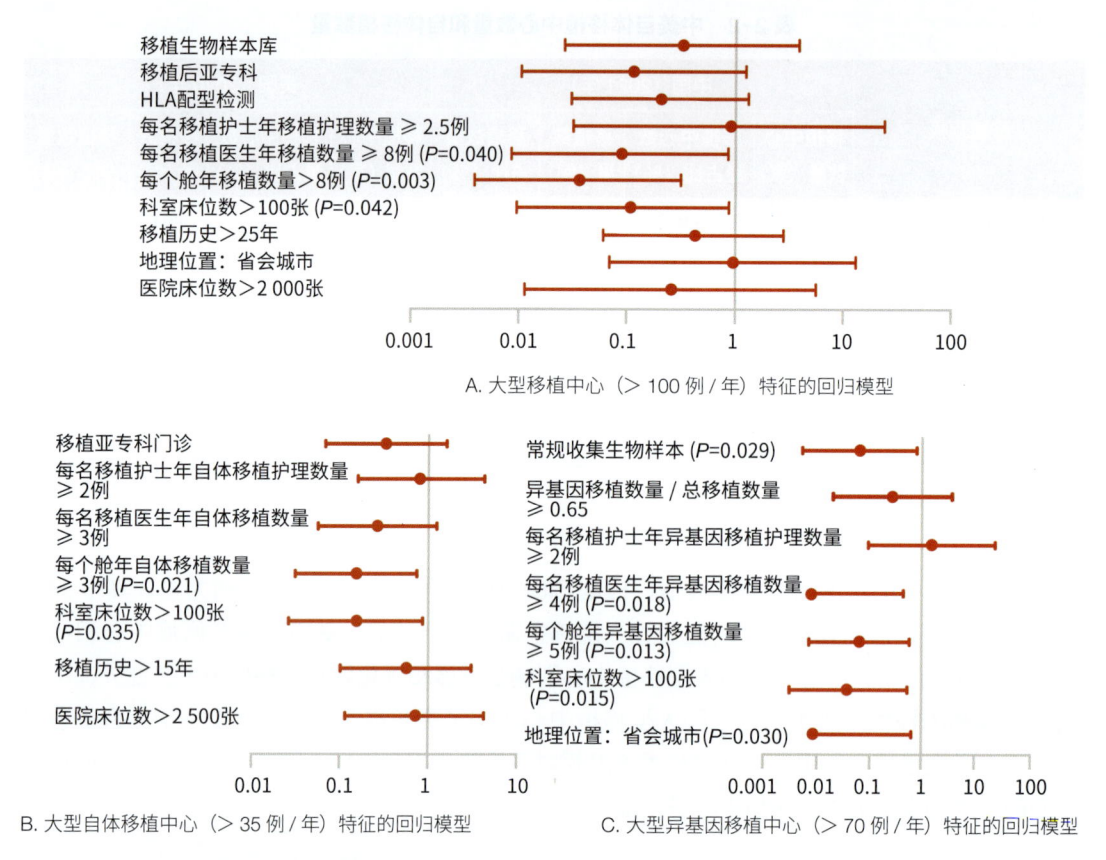

图 2-6　2020 年中国大型移植中心（> 100 例 / 年）、大型自体移植中心（> 35 例 / 年）及大型异基因移植中心（> 70 例 / 年）特征的回归模型

数据来源：全国造血干细胞移植发展规划调研（2020 年）

二、中国造血干细胞移植中心功能建设发展建议

（一）亚专科门诊和病区建设的现状和建议

1. 加强亚专科门诊建设

亚专科门诊的建立有助于精细化满足移植患者的需求。虽然目前中国半数以上的移植中心拥有移植亚专科门诊，但基于移植快速增长的需求，有必要进一步加强移植亚专科门诊建设。此外，移植患者由于移植后免疫抑制治疗及各种并发症（如 GVHD、感染等）的发生，随着生存期的延长，移植后亚专科门诊的建设迫切需要加强。

2. 加强病区功能建设

目前中国多数移植中心设置了独立的移植病区，但在独立的移植后病区、独立的血液科日间病房和血液科 ICU 等建设上仍存在较大提升空间，特别是中小型移植中心的相关建设欠缺明显。移植规模的发展需要相关功能建设和配套设施的共同发展，需重视相关功能建设。

（二）移植相关人员的现状和建议

1. 移植医生

《异基因造血干细胞移植技术临床应用管理规范（2022年版）》建议＜10张百级层流净化舱的科室配备≥3名经过异基因移植培训合格的执业医师，≥10张百级层流净化舱的科室配备≥5名经过异基因移植培训合格的执业医师[17]。根据"全国造血干细胞移植发展规划调研"，中国年移植数量≥301例的移植中心的移植医生年移植数量与美国同等规模移植中心的移植医生年移植数量相当，但其他规模移植中心的移植医生年移植数量总体低于美国同等规模移植中心的移植医生年移植数量[18]（图2-7），可能是除移植医生外的其他配套设施和人员等限制因素影响了移植流程运转的效率。近年来，中国不同规模移植中心的移植医生数量均呈上升趋势，反映了移植需求的增加。移植医生的培养周期长，需要提前布局提高住院医师和医学生对移植领域的兴趣，并加强移植医生的专业技能培训。

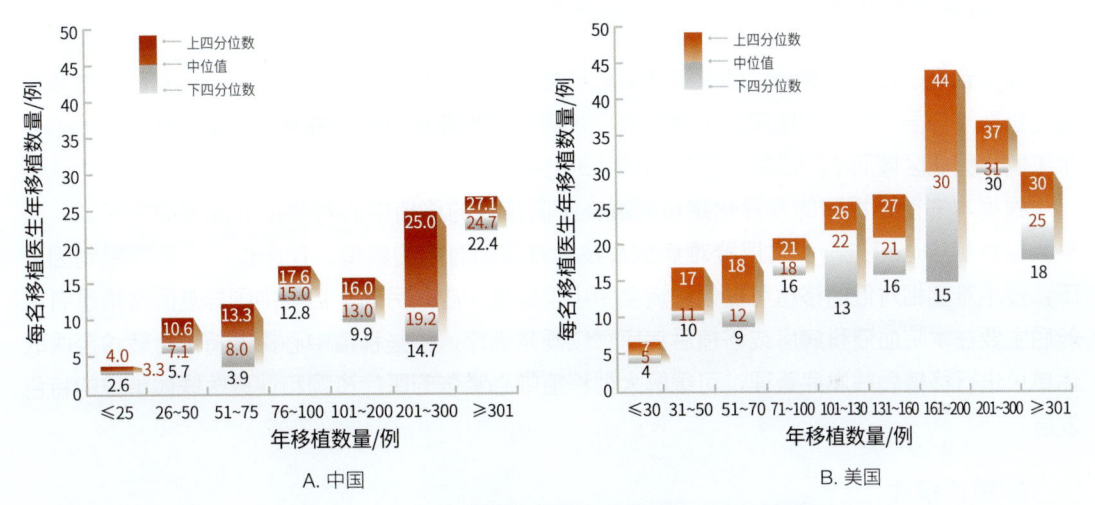

图2-7　中美不同规模移植中心移植医生的工作负荷

中国数据来源：全国造血干细胞移植发展规划调研（2020年）；美国数据来源：国际血液与骨髓移植研究中心（CIBMTR）"美国造血干细胞移植中心人员、基础设施和诊治模式的全国性调研"

2. 移植护士

《异基因造血干细胞移植技术临床应用管理规范（2022年版）》建议＜10张百级层流净化舱的科室按照护士与床位比2∶1配备护士，≥10张百级层流净化舱的科室按照护士与床位比1.7∶1配备护士[17]。血液层流洁净病房作为独立的护理单元，和其他临床护理相比有独特的复杂性，对护士的专业技能要求更高，移植中心需重视护理团队的建设和培养。

3. 其他人员

除了医护人员，移植的发展还需要实验室技术人员、科研人员及公益组织等多方参与。实验室技术人员承担造血干细胞采集、处理和冻存，移植相关检测等工作；科研人员承担移植相关关键技术的基础、临床和转化研究；公益组织在志愿者陪护及科普宣传等方面发挥了积极作用。移植的全方位发展需重视各方人员的参与。

（三）拟开展移植中心设施及人员配备的建议

近年来中国移植中心数量不断增长，为规范移植技术的临床应用，中国制定了《异基因造血干细胞移植技术临床应用管理规范》并在 2022 年进行了更新[17]，相关学术团体也制定了《自体造血干细胞移植规范》[19]。拟开展移植的中心可参照相关要求配备设施与人员，并建立标准化操作和管理流程。

三、中国造血干细胞移植诊治体系建设建议

（一）关于区域协作的建议

1. 患者双向转诊

为了合理配置医疗资源，国家近年来积极推行分级诊疗双向转诊。目前中国移植主要集中在三级医院开展，但不同医院的设施配套、优势学科等存在差异，并且不同类型移植技术的要求不同，因此区域间不同医院存在双向转诊的必要。

根据本书前述提到的差异化定位发展，不同规模的移植中心对移植的发展需求不同，未来大型移植中心可进一步发展疑难病例及技术难度相对高的移植，在床位、人员等限制因素下，技术难度相对低的移植可提倡分流至中小型移植中心。另外，目前中国异基因移植患者出舱后主要在本院血液科病房或移植后病房继续观察治疗，一些移植中心探索将患者转诊至医联体单位进行移植后并发症管理，可缓解大型移植中心紧张的医疗资源和促进医联体单位的特色发展。

2. 随诊模式

移植患者出院后需要进行定期、长期随诊，基于调研数据，中国与欧美国家随诊模式不同，中国无论异基因移植还是自体移植，患者出院后主要在本院血液科原移植医生门诊处随诊，结合中国移植患者向大型移植中心迁徙的特点，总体上增加了患者随诊难度和经济负担；而美国主要是在移植后择期将患者转回至肿瘤科医生处，患者仅定期返回移植中心随诊即可[18]（图 2-8）。上述差异体现出欧美国家相对完善的转诊体系，中国的移植后随诊模式有待进一步优化。

（二）保障中国移植技术领先与技术规范化发展的建议

1. 加强高精尖技术突破

中国移植领域始终致力于移植全环节技术创新和突破，在国际上具有重要影响力。面对移植技术的快速发展，大型移植中心特别是国家级移植中心需承担起高精尖技术突破的重任，通过不同移植中心间的协作及产学研的合作，攻克移植中的关键技术难题，探索分子靶向药物、细胞治疗、基因治疗等在内的新药、新技术的联合应用，最终提升移植的疗效，提高患者生存率。

三、中国造血干细胞移植诊治体系建设建议

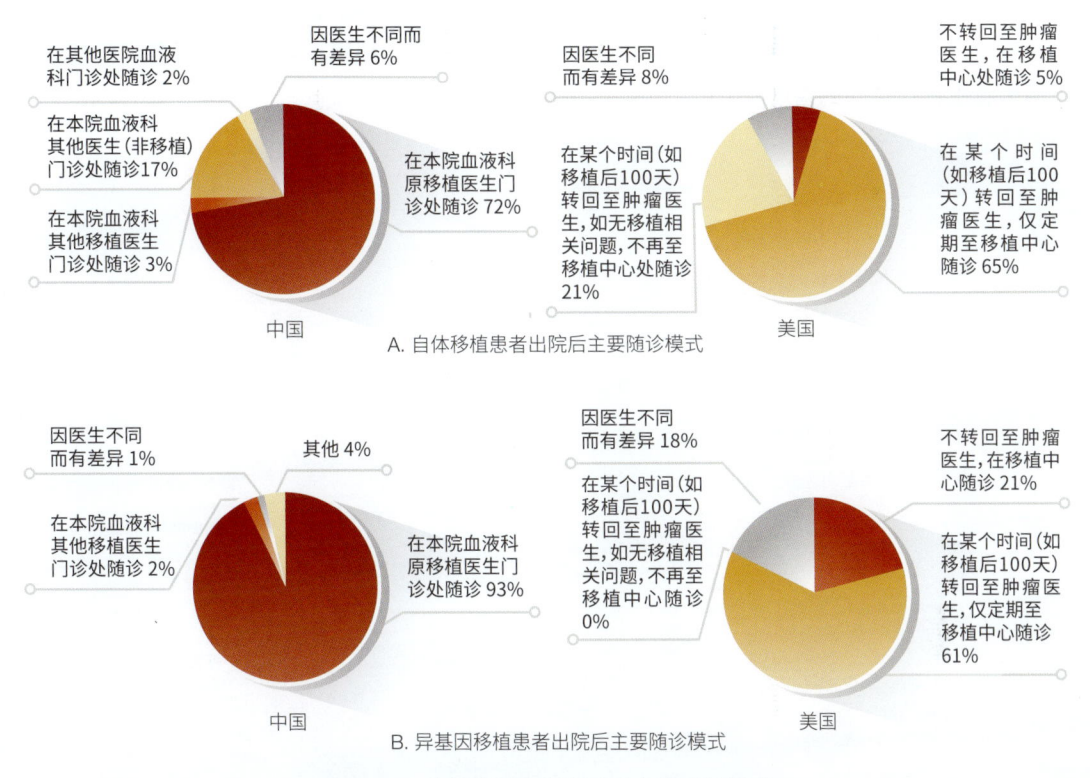

图 2-8 中美移植患者出院后主要随诊模式

A. 自体移植患者出院后主要随诊模式

中国：
- 在其他医院血液科门诊处随诊 2%
- 因医生不同而有差异 6%
- 在本院血液科其他移植(非移植)门诊处随诊 17%
- 在本院血液科其他移植医生门诊处随诊 3%
- 在本院血液科原移植医生门诊处随诊 72%

美国：
- 因医生不同而有差异 8%
- 不转回至肿瘤医生，在移植中心处随诊 5%
- 在某个时间(如移植后100天)转回至肿瘤医生，如无移植相关问题，不再至移植中心处随诊 21%
- 在某个时间(如移植后100天)转回至肿瘤医生，仅定期至移植中心随诊 65%

B. 异基因移植患者出院后主要随诊模式

中国：
- 因医生不同而有差异 1%
- 其他 4%
- 在本院血液科其他移植医生门诊处随诊 2%
- 在本院血液科原移植医生门诊处随诊 93%

美国：
- 因医生不同而有差异 18%
- 不转回至肿瘤医生，在移植中心随诊 21%
- 在某个时间(如移植后100天)转回至肿瘤医生，如无移植相关问题，不再至移植中心随诊 0%
- 在某个时间(如移植后100天)转回至肿瘤医生，仅定期至移植中心随诊 61%

中国数据来源：全国造血干细胞移植发展规划调研（2020年）；美国数据来源：国际血液与骨髓移植研究中心（CIBMTR）"美国造血干细胞移植中心人员、基础设施和诊治模式的全国性调研"

本图数据因修约使总计非100%

2. 重视技术规范化培训

随着中国移植中心的增多和移植规模的总体扩大，为保障移植的安全和疗效，建议在中华医学会血液学分会及造血干细胞应用学组的带领下，定期开展移植技术规范化培训班和定期考核；参考国家规范化文件和移植相关指南共识，制定移植质量控制考核指标和评价体系，不断提高移植中心的规范性和专业人员的技术能力，提升医疗质量。

（三）加强学科协作的建议

移植患者的管理涉及多个学科，包括移植前器官功能评估和合并症处理、移植后并发症管理等。建议成立移植多学科会诊（multi-disciplinary treatment，MDT）门诊和工作小组，并通过建立区域MDT协作组，为移植患者提供一站式全方位诊疗服务。

（四）加强移植患者随访及生物资源管理的建议

根据《异基因造血干细胞移植技术临床应用管理规范》，要求医疗机构建立完整的临床数据库及严格的移植后随访制度[17]。中国目前多数移植中心已建立了随访团队和移植患者数据库，特别是大中型移植中心。建议后续进一步通过信息化手段提高数据共享、提升随访效率。患者的生物样本库是重要的人类遗传资源，中国目前大部分移植中心已开始移植患者生物样本

的前瞻性收集，大型移植中心更注重生物样本的常规前瞻性收集。建议有条件的移植中心，严格遵守《人类遗传资源管理条例实施细则》，在采集、保藏、利用、对外提供等各环节加强对移植患者生物样本库的管理[20]。

附录：

《报告》参与贡献单位

(按医院名汉语拼音排序)

安徽省肿瘤医院
安徽医科大学第二附属医院
安徽医科大学第一附属医院
安徽医科大学第一附属医院北区
安庆市立医院
蚌埠医科大学第一附属医院
北京大学第三医院
北京大学第一医院
北京大学国际医院
北京大学人民医院
北京大学深圳医院
北京大学肿瘤医院
北京京都儿童医院
北京医院
沧州市中心医院
长治医学院附属和平医院
重庆医科大学附属第一医院
大连大学附属中山医院
大连医科大学附属第二医院
大连医科大学附属第一医院
东莞康华医院
东南大学附属中大医院
东阳市人民医院
福建省泉州市第一医院
福建省漳州市医院
福建医科大学附属协和医院
复旦大学附属儿科医院
广东省人民医院
广东省中医院
广东医科大学附属医院
广西医科大学第一附属医院
广西壮族自治区人民医院
广州市第一人民医院
广州市妇女儿童医疗中心
广州医科大学附属第一医院
贵阳市妇幼保健院
贵州医科大学附属医院
桂林医学院附属医院
哈尔滨市第一医院

哈尔滨血液病肿瘤研究所
哈尔滨医科大学附属第二医院
哈尔滨医科大学附属第一医院
海军军医大学第二附属医院
海军军医大学第一附属医院
海口市人民医院
海南省妇女儿童医学中心
海南省人民医院
海南省肿瘤医院
海南医学院第二附属医院
航天中心医院
河北医科大学第二医院
河南科技大学第一附属医院
河南省儿童医院
河南省人民医院
河南省肿瘤医院
湖南省肿瘤医院
华北理工大学附属医院
华中科技大学同济医学院附属同济医院
华中科技大学同济医学院附属武汉儿童医院
华中科技大学同济医学院附属协和医院
淮安市第二人民医院
吉林大学白求恩第一医院
济宁医学院附属医院
暨南大学附属第一医院
江苏省人民医院
江苏省中医院
江西省人民医院
焦作市人民医院
金华市人民医院
荆州市第一人民医院
荆州市中心医院
空军军医大学唐都医院
空军特色医学中心
昆明医科大学第一附属医院
兰州大学第二医院
兰州大学第一医院
聊城市人民医院
临沂市中心医院

附录：《报告》参与贡献单位

陆道培医院
陆军军医大学第二附属医院
陆军军医大学西南医院
洛阳市中心医院
茂名市人民医院
南昌大学第二附属医院
南昌大学第一附属医院
南方春富（儿童）血液病研究院
南方医科大学南方医院
南方医科大学深圳医院
南方医科大学顺德医院
南方医科大学珠江医院
南京鼓楼医院
南京市儿童医院
南京医科大学附属明基医院
南阳市中心医院
宁波大学附属人民医院
宁波市第一医院
宁波市医疗中心李惠利医院
宁波市鄞州第二医院
青岛大学附属医院
青岛市中心医院
日照市人民医院
山东大学第二医院
山东大学齐鲁医院
山东第一医科大学第二附属医院
山东省立医院
山东省千佛山医院
山东中医药大学附属医院
山西白求恩医院
山西省肿瘤医院
山西医科大学第二医院
上海儿童医学中心
上海交通大学医学院附属仁济医院
上海交通大学医学院附属瑞金医院
上海交通大学医学院附属新华医院
上海市第一人民医院
上海市第六人民医院
上海市儿童医院

上海闸新中西医结合医院
绍兴市人民医院
深圳市第二人民医院
深圳市儿童医院
十堰市人民医院
首都医科大学附属北京朝阳医院
首都医科大学附属北京儿童医院
首都医科大学附属北京儿童医院保定医院
首都医科大学附属北京友谊医院
树兰（杭州）医院
四川大学华西第二医院
四川大学华西医院
四川省人民医院
苏州大学附属第一医院
苏州大学附属儿童医院
台州市立医院
太和医院
泰安市中心医院
天津市第一中心医院
皖北煤电集团总医院
皖南医学院第一附属医院
潍坊市人民医院
温州医科大学附属第一医院
武汉大学中南医院
武汉市第一医院
武汉市中心医院
西安国际医学中心医院
西安交通大学第一附属医院
厦门大学附属第一医院
厦门大学附属中山医院
香港大学深圳医院
襄阳市中心医院
新疆维吾尔自治区人民医院
新疆医科大学第一附属医院
徐州医科大学附属医院
烟台毓璜顶医院
宜昌市中心人民医院
云南省第一人民医院
湛江中心人民医院

浙江大学医学院附属第二医院
浙江大学医学院附属第一医院
浙江大学医学院附属儿童医院
浙江大学医学院附属杭州市第一人民医院
浙江大学医学院附属金华医院
浙江大学医学院附属邵逸夫医院
浙江省立同德医院
浙江省人民医院
浙江省中医院
浙江省肿瘤医院
浙江省诸暨市人民医院
郑州大学第一附属医院
郑州市第三人民医院
中国科学技术大学附属第一医院
中国人民解放军北部战区总医院
中国人民解放军火箭军特色医学中心
中国人民解放军联勤保障部队第九二〇医院
中国人民解放军联勤保障部队第九六〇医院
中国人民解放军联勤保障部队第九四〇医院
中国人民解放军南部战区总医院
中国人民解放军西部战区总医院
中国人民解放军总医院第七医学中心
中国人民解放军总医院第四医学中心
中国人民解放军总医院血液病医学部
中国医科大学附属第一医院
中国医科大学附属盛京医院
中国医学科学院血液病医院
中南大学湘雅三医院
中南大学湘雅医院
中山大学附属第七医院
中山大学附属第三医院
中山大学附属第五医院
中山大学附属第一医院
中山大学孙逸仙纪念医院
中山大学肿瘤防治中心
中山市人民医院
遵义医科大学附属医院

本书参考文献

[1] CIBMTR.Transplant Activity Report [EB/OL]. https://bloodstemcell.hrsa.gov/data/donation-and-transplantation-statistics/transplant-activity-report[2022-04-14].

[2] 国家统计局. 第七次全国人口普查公报（第二号）[R/OL]. http://www.stats.gov.cn/sj/pcsj/rkpc/7rp/zk/html/fu03b.pdf[2021-05-11].

[3] United States Census Bureau. QuickFacts [EB/OL]. https://www.census.gov/quickfacts/fact/table/US/PST045222[2022-07-01].

[4] Xu L P, Lu D P, Wu D P, et al. Hematopoietic stem cell transplantation activity in China 2020-2021 during the SARS-CoV-2 pandemic: A report from the Chinese Blood and Marrow Transplantation Registry Group[J]. Transplant Cell Ther, 2023, 29(2): 136.e1-136.e7.

[5] Xu L P, Lu P H, Wu D P, et al. Hematopoietic stem cell transplantation activity in China 2019: A report from the Chinese Blood and Marrow Transplantation Registry Group [J]. Bone Marrow Transplant, 2021, 56(12): 2940-2947.

[6] 黄晓军. 实用造血干细胞移植 [M]. 第 2 版. 北京：人民卫生出版社, 2019: 214-221.

[7] 中华医学会血液学分会干细胞应用学组. 中国异基因造血干细胞移植治疗血液系统疾病专家共识（Ⅲ）——急性移植物抗宿主病（2020 年版）[J]. 中华血液学杂志, 2020, 41(7): 529-536.

[8] 中华医学会血液学分会造血干细胞应用学组，中国抗癌协会血液病转化委员会. 慢性移植物抗宿主病（cGVHD）诊断与治疗中国专家共识（2021 年版）[J]. 中华血液学杂志, 2021, 42(4): 265-275.

[9] Lee S J. Classification systems for chronic graft-versus-host disease[J]. Blood, 2017, 129(1): 30-37.

[10] 中国医师协会血液科医师分会，中国侵袭性真菌感染工作组. 血液病 / 恶性肿瘤患者侵袭性真菌病的诊断标准与治疗原则（第六次修订版）[J]. 中华内科杂志, 2020, 59(10): 754-763.

[11] 中华医学会血液学分会干细胞应用学组. 异基因造血干细胞移植患者巨细胞病毒感染管理中国专家共识（2022 年版）[J]. 中华血液学杂志, 2022, 43(8): 617-623.

[12] 鲍协炳，朱倩，仇惠英，等. 异基因造血干细胞移植后 EBV 感染临床危险因素分析 [J]. 中华血液学杂志, 2016, 37(2): 138-143.

[13] 韩婷婷，许兰平，刘代红，等. 异基因造血干细胞移植后 EB 病毒感染情况分析 [J]. 中华血液学杂志, 2013, 34(8): 651-654.

[14] Passweg J R, Baldomero H, Chabannon C, et al. Impact of the SARS-CoV-2 pandemic on hematopoietic cell transplanta-tion and cellular therapies in Europe 2020: A report from the EBMT Activity Survey [J]. Bone Marrow Transplant, 2022, 57(5): 742-752.

[15] Statista. Estimated population of Europe from 1950 to 2022 [EB/OL]. https://www.statista.com/statistics/1106711/popu-lation-of-europe/[2023-02-28].

[16] Majhail N S, Omondi N A, Denzen E, et al. Access to hematopoietic-cell transplantation in the United States [J/OL]. Biol Blood Marrow Transplant, 2010, 16(8): 1070-1075.

[17] 国家卫生健康委办公厅. 国家限制类技术目录和临床应用管理规范（2022 年版）（国卫办医发〔2022〕6 号）[R/OL]. http://www.nhc.gov.cn/yzygj/s7657/202204/2efe9f8ca13f499c8e1f70844fe96144.shtml[2022-04-20].

[18] Majhail N S, Mau L W, Chiphakdithai P, et al. National survey of hematopoietic cell transplantation center personnel, infrastructure, and models of care delivery[J]. Biol Blood Marrow Transplant, 2015, 21(7): 1308-1314.

[19] 中国医药生物技术协会，天津市血液与再生医学学会，国家血液系统疾病临床医学研究中心，等. 自体造血干细胞移植规范 [J]. 中国医药生物技术, 2022, 17(1): 75-93.

[20] 中华人民共和国科学技术部. 科学技术部令第 21 号人类遗传资源管理条例实施细则[R/OL]. https://most.gov.cn/xxgk/xinxifenlei/fdzdgknr/fgzc/bmgz/202306/t20230601_186416.html[2023-05-26].